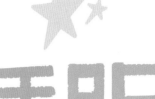

拯救睡眠

一夜酣睡攻略，让睡眠更高效

[法] 帕特里克·勒莫瓦纳　主编

晏梦捷　译

U0274825

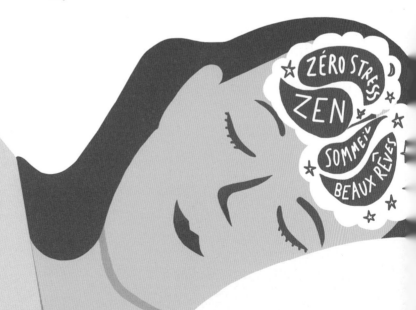

中国轻工业出版社

睡吧……

我也想好好睡一觉

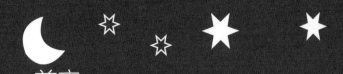

　　亲爱的读者朋友，我希望，当你知晓自己痛苦的辗转反侧竟是如此寻常时，失眠不会更加严重。其实失眠古已有之，早在公元前1750年，古巴比伦人就已向他们的大夫求助失眠良方了。在古巴比伦的《汉谟拉比法典》上就记载了人类最早的安眠药处方：罂粟。同时，这也是整部法典提及的总共750种物质中唯一的药方，而其余的都是诸如研磨成粉末的驴蹄或提取的腐烂青蛙的精液等。好吧，我已经尽量列举了几个看上去比较美丽的例子。稍晚，古希腊人也为难挨的长夜痛苦不已，于是祈求他们的医学之神赫尔墨斯（就是那位手中永远紧握神杖的自恋狂，同时代的古希腊名医希波克拉底还无比推崇那根神杖）用手中带着翅膀、缠着蛇的神杖将自己点入梦乡。总之，全世界的失眠患者最常见的诉求就是："医生，让我睡个好觉吧！"

　　其实，全球约有40%的人都主诉曾有过睡不好觉的经历，且这一比例还会随年龄的增长不断上升，其中又以女性居多。但要解释这一灾难性的惊人趋势也很简单，答案就是：社会生活时差。自 100 万年前我们的祖先学会用火以来，人类成为了唯一无须遵循白天/黑夜轮回规律的动物。百万年来，我们掌握着将漫漫黑夜点亮如白昼的惊人技能，不用再与牝鸡同时而眠，也不用再随着公鸡打鸣而起。但结果就是，我们人体的节律也出现了变化……不仅如此，随着爱迪生发明第一只白炽灯泡，这种节律变化更无法改善。根据美国宇航局拍摄的照片，漫漫长夜中，地球上已没有哪片土地不闪耀着些许光亮。无论是在勃朗峰顶、大洋深处，还是丛林腹地，总有哪怕十分微弱的星星之火划破漆黑的深夜！也许你会问，既然说大约 1500 年可以完成一轮进化，淘汰物种身上的某个无用基因，那 100 万年都过去了，为何人类还不能适应社会生活时差？为什么人类依然无法在人造光线下安然入眠？难不成失眠是一项功能？难道说睡不好觉对人类有什么益处？

神奇的问题！

本书的目的之一即为尝试解答以上提问，当然，也会给出许多天然温和的抗熬夜方法，同时也会有针对睡眠过多的应付之策。

那么，亲爱的读者朋友，你准备好读完本书后立马睡场好觉了吗？

帕特里克·勒莫瓦纳

目录

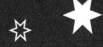

你的睡眠程度如何

这事我做过，我在好几次朋友聚会上，为了乐和乐和，向大伙儿提出过这个极其愚蠢的问题："生活中，你的睡眠程度如何？"然后观察众人的反应。通常在一段踌躇之后，一部分人会跳出来说：

• **这问题太搞笑了！**说这话的都是睡眠质量好的。睡得好的人从不会问这类问题，只管睡就是了！只是他们不知道，自己正不知不觉践行着所有睡眠专家都会说的那句话：当我们醒时精力充沛，当我们整个白天都不会犯困、不会感到疲惫，也不会出现注意力下降或记忆衰退的状况，这就说明夜间睡眠一切正常，并持续了5~10小时！

• **有些人会面露尴尬之色，**悄悄地在桌子下面踢伴侣一脚，让他／她闭嘴。于这类人而言，睡眠是一件私密的事，不能昭告天下。

• **有些人会说："噢！别跟我提这事！"**

- **还有些则是伴侣出面说道："我求求你，看能不能帮帮他／她，他／她睡眠特别浅，以至于我也睡不好。"**

对第一类人而言，他们的睡眠没有任何问题。如果大家全都这样，我就失业了！没人再会理睬我了。

但对于其他几类人，我按照设计好的失眠严重指数量表（ISI），私下里分别对他们进行了访谈，并将他们按失眠程度对号入座。最后还剩下一批人，一类是睡得比以前多，还有一类正相反，白天也容易疲惫犯困。对这两类人，我对他们说（当然也是在私下里），必须得去检查一下了。

失眠严重指数量表

· ·

量表设计：查理·穆兰（1993 年）

该量表旨在衡量你的失眠严重程度。对于以下问题，请圈出与你自身情况相吻合的数字，完成后将 7 道题的数字相加后与标准对照，即可得出你的失眠状况。

1/ 描述你当前（或最近一个月）失眠问题的严重程度：

1A/ 入睡困难

0= 无　　　1= 轻度　　2= 中度　　3= 重度　　4= 极重度

1B/ 维持睡眠困难

0= 无　　　1= 轻度　　2= 中度　　3= 重度　　4= 极重度

1C/ 早醒

0= 无　　　1= 轻度　　2= 中度　　3= 重度　　4= 极重度

2/ 你对当前睡眠模式的满意度：

1= 满意　　2= 一般　　3= 不满意　　4= 很不满意

3/ 你认为你的睡眠问题在多大程度上干扰了你的日间功能（如疲劳，处理工作和日常事务的能力、注意力、 记忆力、情绪等）：

0= 没有　　　1= 轻微　　　2= 有些　　　3= 较多　　　4= 很干扰

4/ 与其他人相比，你的失眠问题对你的生活质量有多大程度的影响或损害：

0= 没有　　　1= 轻微　　　2= 有些　　　3= 较多　　　4= 很多

5/ 你对自己当前睡眠问题有多大程度的焦虑和烦恼：

0= 没有　　　1= 轻微　　　2= 有些　　　3= 较多　　　4= 很多

结果解读

将 7 道题得分相加（1a+1b+1c+2+3+4+5）=
总分范围 0 ~ 28

0 ~ 7 没有临床上显著的失眠症
8 ~ 14 亚临床失眠症
15 ~ 21 临床失眠症（中重度）
22 ~ 28 临床失眠症（重度）

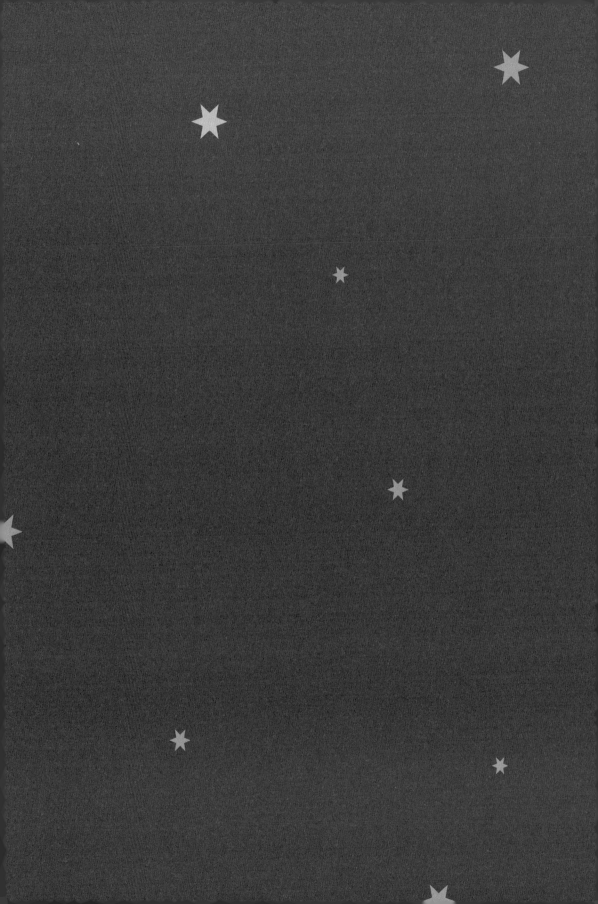

1

做个好梦的先决条件

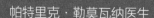
人类不仅是猎手，也是猎物。大家还记得老祖先留下的故事吗？那时的他们住在破烂的茅草屋里，屋外是长着锋利獠牙的虎狼环伺，他们的安全无法保障。尤其到了夜间，大家都处于睡梦之中，此时是最危险、最易受攻击的。真心来讲，没有人，真的没有人能在一个不安稳的地方酣然入睡。

由此可知，卧室必须是一个拥有高度安全感的地方。比如，有些妻子会要求自己的丈夫睡在自己和房门之间，这样的话，如果有外人入侵时，丈夫的躯体就能像一堵城墙保护自己；而对另一些妻子而言，恰恰相反，她们不喜欢自己和房门之间有任何阻隔，以便万一出现意外能够及时脱逃……好吧，每个人都有自己的想法和执念！

如果把睡眠比作一架飞机，那在起飞前，这架飞机也要进行机舱内（血糖、激素等）、外安检。但因为这些安全指标并非全数尽在掌握，所以一般来说，很多人在离家外出的第一夜都睡不好，尤其是敏感焦虑的人，他们住酒店、住院或搬家后的第一夜都会出现这一情况。科学家们甚至为这一现象起了个美丽的名字：首夜效应（first night effect）。

安全入睡的参数

磁场方向：所有人都会跟你说，睡觉时最好头朝北，起码不能头朝东……其实真相很简单：没人知道磁场方向对我们的影响具体有多大。所以，解决办法也同样简单：朝各个方向都睡一下，然后找个最舒服的位置。

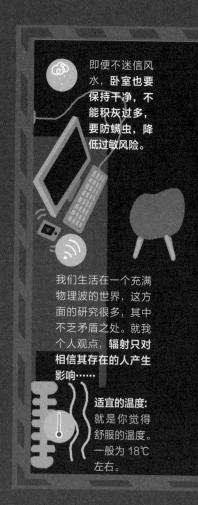

即便不迷信风水，**卧室也要保持干净，不能积灰过多，要防螨虫，降低过敏风险。**

我们生活在一个充满物理波的世界，这方面的研究很多，其中不乏矛盾之处。就我个人观点，**辐射只对相信其存在的人产生影响**……

适宜的温度：就是你觉得舒服的温度。一般为 18℃ 左右。

墙壁的颜色：墙壁色调不能带有侵略性，根据个人喜好，通常取米白、浅黄、淡粉、水绿、橘粉等颜色。在中国人的习惯里，墙壁很少用蓝色，因为蓝色象征水，土克水，而土正是构筑房间的元素。同理，卧室里也不能放置水槽或鱼缸等物。若想增加房间活力，也可以增加一两盆绿植，但切勿放在过于靠近床的位置，因为植物的呼吸作用会与人争夺氧气。

卧具：必须保证质量。在逛床上用品专卖店时，请至少试睡 10 分钟，若在大商场，请多试几张床。如果店员足够专业的话，他必对你的举动大加赞赏。还有一点，请将流行的硬板床抛诸脑后，一张好床的唯一要求就是，睡着舒服！

气味：尽量无味（无明显气味），我一向对熏香和精油持保留意见，二者有时散发的气味并不令人愉悦。

门窗锁钥要牢靠：可以试想自己独自一人睡在一幢偏远的房子里，还不能确保大门或一楼的窗户有没有关上。可怕！

明暗度：还是那句话，舒服就行。但微弱的光亮就能阻断褪黑素。所以一片漆黑的睡眠环境是最理想的。除非你怕黑！

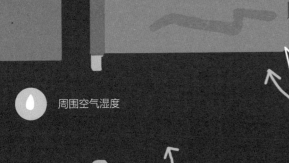

一人独卧还是二人同眠？（个人观点，不一定科学！）二人同眠，与一个自己深爱的人同床共枕，他/她信赖我、靠近我、触碰我、爱抚我，一起分泌催产素、释放爱情激素，刺激爱情，制造幸福……两个人在一起有助于睡眠。除非，枕边人打鼾、磨牙、夜不安枕或者每夜读书至天之将晓。又除非我不再爱他/她，或者他/她让我感到害怕。简而言之，二人同眠更好，只要另一半不讨人厌就好。

💧 周围空气湿度

🔊 没有噪声更完美。

沉默是金

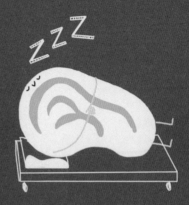

其实就算置身海边、瀑布边，甚至城市高架边，你照样能呼呼大睡！当然，若在机场旁或某个隔音效果很差的建筑中，那就另当别论了。法国国家科学研究中心（斯特拉斯堡大学）睡眠实验室的阿兰·穆塞特，通过研究在极佳隔音条件场所中的睡眠健康指标后发现，若睡眠者整夜都处于一种不连贯的噪声（如鼠标点击声）环境中，会增加其患某些心血管疾病的风险。

几晚之后，对睡眠质量好的年轻人而言，他们的大脑已经完全适应了这种噪声，不再被吵醒，也不再出现任何睡眠记录层面的反应，然而他们的心脏依旧适应不了。即便过了好几周，每次只要睡眠者听到这个声音，就会出现条件反射，表现为短暂的高血压之后出现心率降低，继而引起低血压。此外，研究还表明，在隔音效果良好的场所睡眠的人群，血压普遍比在嘈杂环境中睡眠的人群低。

当然，我这里的意思并不是说需要给高血压患者戴上耳塞睡觉，我只是真心觉得，如果高血压患者在一个嘈杂的环境中睡觉，比如靠近机场或地铁旁，会不利于血压稳定；反之，若能采取一些降噪措施，比如戴耳塞或给卧室安装双层窗户隔音，则有利于身体健康。

该研究还表明，若人白天长时间置身嘈杂环境内（比如锅炉厂区），就会对其夜间睡眠及血压造成影响。若你与某些打鼾或磨牙的人同室而眠，同理。

曾有人就睡眠问题这么说过：睡得越沉，醒得越难。这就说明，睡眠时长不同，即使同样的噪声也会造成不同的结果。比如，入睡的最初3小时，人体会处于深睡眠阶段，因而很难被吵醒。相反，如果他人突然将沉睡的我们弄醒，那真是太糟糕了，我们肯定会感觉头昏脑涨！

这句话同时也可以解释，为什么处于深睡眠阶段的小宝宝们能在嘈杂的环境中依旧睡得香甜。

 ## 正确的睡姿

过去人们是完全无法想象伸直身体平躺这个睡姿的，因为这是棺材上雕塑的姿势，也就是死人的姿势。伸直身体睡觉就说明——要死了！所以，当时的西方人就用一堆枕头垫在身后，坐着睡。因此他们的床也特别短。的确，我们的祖先身材比较矮小，但这绝不是床很短的主要因素。在某些地区的文化中，由于一群人仅有一间屋子，所以大家会躲在各自封闭的床里，因为里面比较暖和，也安全。但现如今，即便你没有密闭恐惧症，想安稳地睡在一张小而密闭的床上也不容易。

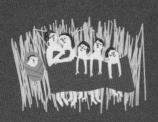

中世纪，人们习惯二人同床共眠，甚至（更多地出现）多人共眠直到大天亮，大家一起躺在一条秸秆编织的床垫上，共盖一条被。在当时的旅店中，也流行将客人或旅人引到自家床上，而且那时一般还裸着睡。但礼法又要求睡觉的人伸直胳膊、绷直身体……

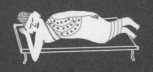

在中国，据我所知有个老观念，说人必须朝右睡。因为所有卧佛都是这个姿势，还得用手托着腮和耳朵。

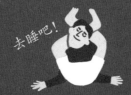

去睡吧！

而今，我们的指导思想只有一个：怎么舒服怎么睡。除非打鼾或者仰卧会出现呼吸暂停的朋友，才会刻意选择侧卧。

屏幕对大脑和睡眠的影响

每当置身于光线昏暗处，我们的大脑，或者学名"松果体"的人体生物钟，就会开始分泌一种名为"褪黑素"的激素，这一物质能够提醒我们的身体："马上该睡觉了"。早晨，光线阻断了褪黑素的分泌，我们从睡梦中醒来。但是注意，并非所有光线都能阻断褪黑素，只有白光和蓝光才能做到这点！于是问题出现了，电脑、各类电子书阅读器、手机屏幕都会发出强烈的蓝光，而且我们看这些屏幕时还会凑得很近。相比之下，电视机发出的蓝光就比较少，而且看电视的距离也较远（3米）。所以睡前请勿看手机、玩电脑。

 ## 认真醒来

如果大家和我一样是**进化论主义者**或**创造论主义者**，我们就会认为，人类的睡眠时间是根据太阳运行的节奏设定的：所谓日升而作，日落而息。当然，后来人类学会了用火，再后来又发明了电灯，让我们不再必须依仗太阳。但即便人类不必再遵循大自然的昼夜交替，我们依然需要"舒服地"醒来，不想带着起床气，更不想"早起毁一天"。

我以上所写皆只针对那些需要夜伏昼出的人，那些需清晨自然醒来时保持元气满满的人，以及那些不想被闹钟大刑伺候的人。至于昼夜不定、作息无规律的朋友，我写的这些一般不适用，除非某天的起床时间和他们日常作息不一致……对此，目前也有研究人员发明出一种可以模拟黎明来临的灯具。在我们醒来前的30~60分钟，灯开始逐渐变亮，在不吵醒睡眠者的情况下，渐强的光线透过紧闭的眼睛提醒大脑——快到起床时间了。由此，大脑开始分泌关于苏醒、活力和好情绪的物质（比如去甲肾上腺素、皮质醇、甲状腺激素等），加之充足的光线和小鸟温柔的鸣唱，共同构成了从睡梦中醒来的先决条件，从而让醒来成为一份真正的幸福！

如今，睡眠已形成一个市场，里面充满了各类琳琅满目的睡眠检测产品和助眠产品。

我睡得如何？

这就类似计步器可以告诉我们一共走了多少步。要我说，这都是无稽之谈！我自己睡得怎样，我比谁都清楚，但总有人喜欢去量化、去测算！当然，各有所好也无可厚非。现在有一些设备，比如有些手表或手机产品（但请勿靠近头部，防止辐射）可以越来越精确地收集睡眠数据。

我该怎样更好地入睡并保证睡眠质量？

同样，市面上也出现了大量该类产品，如 Dodow、PSIO、Dreem 等，在此我仅列举几个（法国）最知名的品牌。你可按照自己的喜好和经济能力自行选择。

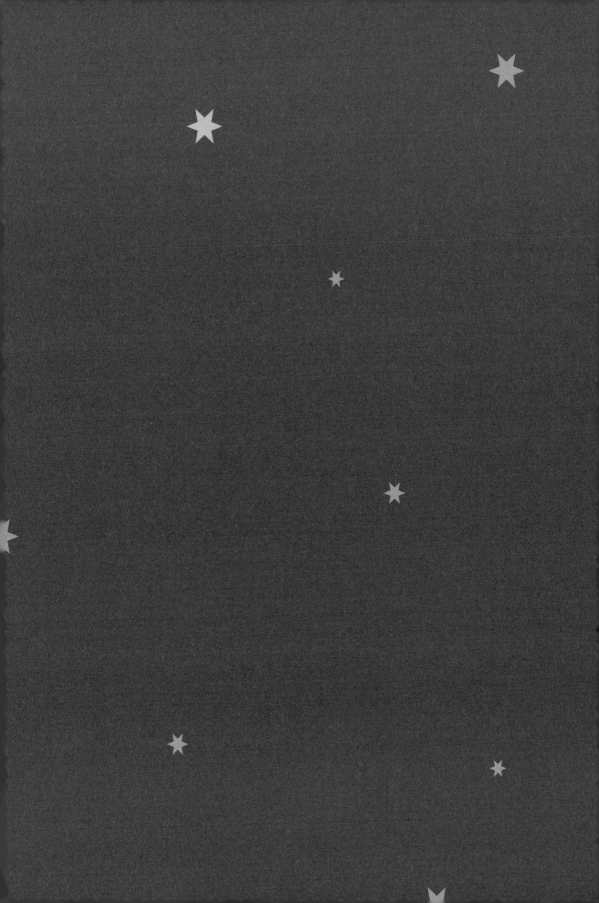

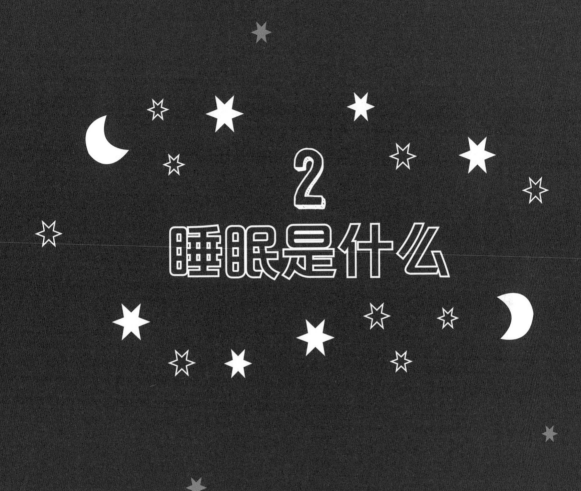

2
睡眠是什么

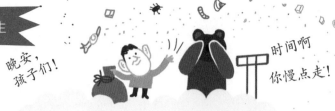

晚安，孩子们！

时间啊，你慢点走！

这是一个宏大的命题，虽然大家都希望答案简明扼要，但实际上很难回答。想象一下古罗马伟大的思想家奥古斯丁自问自答的场景：故而时间为何物？当无人问我时，我自洞然于心；然当他者问我，张口欲辩，竟不知之矣。

同样，睡眠也是一个很难解释的问题。我们每天都在循环往复地进入睡眠这一特殊状态，这对我们而言太过稀松平常，但同时，千百年来甚至早在人类出现之始，它也令人困惑不已。不仅睡眠本身，还有睡眠的性质、梦的含义，都让我们不解：当我们自认为清醒的时候会做梦吗？反之同样成谜。

关于睡眠的性质，这个问题不难回答，这是一种基本需求，其表现为丧失必要的清醒意识。当然这种丧失是我们自愿的，也是短暂的，持续时间有限。这种状态会循环出现（其内部存在一种"睡眠－觉醒"节律），且该节律极易翻转。好吧，总之解释到后面也好像没那么简单了。那我们还是从头说起吧。

你们继续，别管我，我已累成狗。

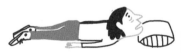

● **基本需求**

　　睡觉是必须的，我们不能长时间不睡觉。如果该睡觉时却无法睡觉，人就会很难受，就和长时间不吃不喝一个道理。

• 丧失必要的清醒意识

这点与前一条"基本需求"相呼应。无论我们主观上想不想睡，甚至就算有些人觉得睡觉纯属浪费时间，但总有一个时刻，即便大家想竭力保持清醒，还是会扛不住睡意的来袭。目前，科学上认证的不睡觉保持时间最长纪录由美国人兰迪·加德纳[1]保持。

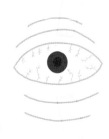

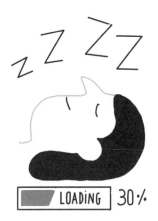

• 短暂且持续时间有限

延长睡眠时间比缩短睡眠时间更困难。当需求一旦得到满足，我们都会醒来（此处也是"无论我们主观上想不想"）。通常我们每天需要的睡眠时间 8 小时足矣。一旦睡眠时间延长到 14 小时，那原因无非以下几种：特别欠睡（这在当下很常见）、身体抱恙或是服用了镇静类药物，否则我们肯定睡不了这么久。无论你只睡一觉，还是中途睡好几觉，总的睡眠时间都不会和 8 小时差太多。

• 该状态会循环出现（由内在的"睡眠－觉醒"节律调节）

尽管这一调节并非放之四海而皆准（有的地区以前实行多段制睡眠——即睡眠在一天 24 小时中被分成好几段，并非仅仅集中在夜间进行），但主要睡眠时段都发生在夜间，这也许对人类是件好事，因为大自然并没有赐给我们猫一般的眼睛。因此，睡眠也必然处于这套"睡眠－觉醒"节律中，和我们的觉醒时段自然而和谐地相互交替。

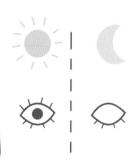

---

1 兰迪·加德纳：美国人，1964 年尚在读高中的他创下 264.4 小时不睡觉的纪录，该纪录保持至今。——译者注

睡觉，是一项工作

现在，我们要着手解释那个很难回答的问题，就是"意识"，一种从古希腊先哲到今人都难以解释的感觉（此处便存在许多拐弯抹角的说法）。笛卡尔那句"我思，故我在"的名言让我们不禁想追问一句：睡着的时候，我是存在还是不存在呢？如果我们抛出这个问题，那事情将会变得非常复杂，可能我们也没法专心解决"睡眠是什么"这个问题了。来，大家清醒一点，回到眼前的问题上来吧。

过去人们一直认为，睡眠只是觉醒状态停止时的一种消极状态。但自 20 世纪 50 年代起，一系列研究显示（这些研究最早被冠以"现代睡眠医学"之名），情况恰恰相反，睡眠其实是一种积极的状态。的确，睡眠需要在觉醒停止的状态下发生，但也只有在大脑中的部分区域依旧保持活跃的前提下，睡眠才能进行（大脑其他区域只有觉醒状态下才会活跃）。

由于睡眠的作用这一问题很难解释清楚，那我们就先来简单说说睡眠是什么吧。

睡眠研究的发展

1924 年，德国人汉斯·伯格第一次记录了人体脑电图（EEG，即用电极贴在头皮上获得脑部电活动），而在此之前，人类测算睡眠深浅只能依靠经验。过去人们只知道在一段睡眠中，有时候会睡得浅（睡眠者很容易被声音或轻微的触碰唤醒）、有时候会睡得沉（需通过一番努力才能唤醒睡眠者）。早前，法国生理学家亨利·皮耶伦也曾纯粹从行为角度给睡眠划定了五条标准：（1）睡眠需在特定地点进行；（2）以特定姿势进行；（3）处于一种物理静止（休止）的状态；（4）觉醒阈值高；（5）从睡眠到觉醒的过程较迅速。

1935 年，美国人阿尔弗雷德·李·鲁米斯首次使用脑电图持续记录睡眠，并将睡眠分成了四个阶段，即根据脑电图四种基本波形，将睡眠由浅到深依次分为 1、2、3、4 阶段。

到了 20 世纪 50 年代初，尤金·阿瑟林斯基和内森尔·克莱特曼等几名美国医生通过观察和记录其子女的睡眠状况，发现了睡眠时眼睛快速来回移动的循环周期，研究显示在周期内睡眠者时而处于深睡眠状态，但有时其脑电波活动又像第 1 阶段，接近觉醒状态。这几位医生将之命名为快速眼动睡眠（REM）。他们还发现，在这些不同的阶段中，睡眠者的身体处于无意识状态，骨骼肌完全舒张。而两位医生的学生德米特通过对猫进行实验，得出了"睡眠－觉醒"节律的循环规律；与其同时，另一位法国科学家米歇尔·杜维在猫身上也有了相似发现，他发现猫处于深睡眠状态时的脑电波与处于觉醒状态时同样迅速，于是杜维将之命名为"异相睡眠"[1]。德米特和杜维的研究相互补充，共同证明了在觉醒以及前人得出的睡眠四阶段之外，还存在一个处于警觉状态的第 5 阶段。

上述一系列实验均证明，在异相睡眠阶段会频繁做梦，杜维甚至将异相睡眠和梦画上等号。但稍后，其他研究表明，我们在睡眠的各个阶段都会做梦，只是异相睡眠阶段的梦内容更加丰富、更加奇幻、做梦频率也更高。上述所有实验，无论其对象是人类还是动物，均共同构成了现代睡眠医学研究的起点。

---

[1] 由于本书译自法语，除特殊情况，后文涉及该睡眠阶段一律译为"异相睡眠"。——译者注

在当下，记录睡眠状况的最好方式是使用多导睡眠监测系统。我们可将电极贴在受试对象皮肤上，通过脑电图（EEG）、眼电图（EOG）和肌电图（EMG）持续记录睡眠情况。这些设备可以捕捉到人体神经元（即脑细胞）、眼睛和肌肉发出的极其微弱的电流，电流经由计算机放大并记录，再由一名技术人员进行分析，最终确定受试对象的睡眠阶段，并绘制出"睡眠图"。

在觉醒阶段，脑电图活动非常迅速且振幅很小。而当我们闭上眼睛，脑电波频率一般属于 α 波，即 8~13 赫兹。此时，肌肉保持紧张，频繁出现眼动行为（与阅读时的眼部活动极为相似）。该阶段在脑电图上表现为存在大量多余的波动及肌肉活动。

当我们**开始入睡时**，即进入了睡眠的**第 1 阶段**，此时脑电波放缓，呈现 θ 波（4~7 赫兹）。眼动速度变得缓慢而有规律，一般先从右至左转动，继而从左至右，肌肉逐渐放松。

若一切顺利，我们就会**睡得更沉**，从而进入睡眠的**第 2 阶段**。标志性睡眠脑电波"纺锤波"即出现于此时，纺锤波频率为 12~14 赫兹，因其振幅形似纺锤而得名；该阶段还会出现 K- 综合波，K- 综合波属于多阶段性大脑波，即波幅很大，但频率较之纺锤波要低很多。与此同时，眼动消失，肌肉处于完全放松状态。

若一切顺利，而且年纪也不大，那我们会更进一步，迈入**深睡眠**，即睡眠的**第 3 阶段**。此时，脑电波频率继续降低，波幅变大，呈 δ 波（1~3 赫兹）。无眼动活动，肌肉放松（但紧张感依然存在）。

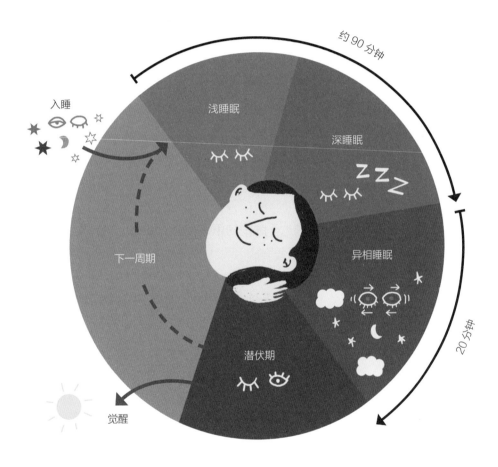

约 90 分钟

入睡

浅睡眠

深睡眠

下一周期

异相睡眠

潜伏期

觉醒

20 分钟

最后，在短暂回到第 2 阶段后，我们进入了**异相睡眠**阶段。此时的脑电波与第 1 阶段相似，甚至类似清醒时的脑电波，眼球快速做上下左右运动，但肌肉依旧放松。

在整夜的睡眠中，以上各阶段会循环出现，每一周期（一般）约为 90 分钟。到后几个周期，异相睡眠阶段时间延长，至黎明可达 30 分钟甚至更长。

由此我们可以得出，一个睡眠周期由浅睡眠始，逐渐进入深睡眠，到异相睡眠止。一般情况下，每个人一夜睡眠中会出现 2~5 个周期（周期时长因人而异，即便同一个体在同一夜中出现的各周期时长也不尽相同），每个周期平均时长为 90 分钟，60~120 分钟均属正常。因而，只有通过多导睡眠监测系统，才能得出每个人确切的睡眠周期时长。

在这一周期里，第 1、2、3 阶段合称"慢波睡眠"，即"非快速眼动睡眠"，因此慢波睡眠也被定义为非异相睡眠阶段[1]。第 1、2 阶段代表浅睡眠，第 3 阶段则是深睡眠。

1　又称"正相睡眠"。——译者注

　　时常有人会问，睡眠监测是否会出现错误？问这个问题的一般都饱受失眠困扰，他们很担心自己每晚一动不动躺在床上等着睡着的时刻会被误认为是睡眠状态。好在现今通过脑电图、眼电图和肌电图，有经验的医生或技术人员绝对不会犯这类错误了（的确，刚上手的新人经常会混淆觉醒和异相睡眠两个状态，但只要稍经实践锻炼，他们也能轻而易举地将之区分开来）。

　　不过，错误也是有的，但一般都出在系统自动分析的过程中。许多工程师都喜欢依赖系统来解读信号，但时至今日，人眼和人脑的作用依旧无可替代，在读取睡眠数据时，人眼和人脑绝对比算法更实用。当然，未来随着信息技术的不断发展，这一状况很可能会发生改变，人眼和人脑可以将节省下的时间投入到其他更艰巨的工作中。一般来说，读取一夜的睡眠记录及睡眠者的呼吸状况需要耗时 15～45 分钟，而科研人员研究睡眠的同时也会研究一些呼吸异常病症，例如阻塞性睡眠呼吸暂停等。

　　目前，尽管有很多方法可以对睡眠进行监测，但多导睡眠监测系统依然是最全面的手段。比如，目前市面上出现的睡眠监测仪，将一个装有运动测量系统的小匣子在手腕上戴几天甚至一周时间，然后形成一张图表，显示佩戴者的活动时段和休息时段。然而，仅仅"活动－休息"两个时段并无法直观反映"睡眠－觉醒"节律。

3

我们如何睡觉

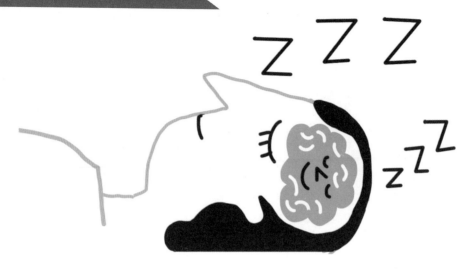

从清醒到入睡，大脑的三大状态分别为觉醒、慢波睡眠及异相睡眠，它们都与脑部的许多结构有关。一系列研究让今天的我们终于能够破解睡眠问题的冰山一角。但是，如何鉴别睡眠状态下活跃的神经元与觉醒状态下不活跃的神经元，依旧是大脑研究中的一大难题。不过大量研究已证明，在睡眠过程中，许多相互连接的神经元都发挥着至关重要的作用。

觉醒，究竟为何物

当人处于觉醒状态时，大脑皮层十分活跃（就算你瘫在沙发上看电视时亦是如此，毕竟你也得付出些许精力）。但它不是孤军奋战，身上的肌肉也持续处于活跃状态，尽管我们并非刻意为之（刻意的就是"健身"了），不仅如此，我们还会不断刺激肌肉活动（此为阶段性活动），尤其在决定从沙发上起身的时候。

科学家们已研究出脑部一些特定区域联合作用带来的结果。那么，他们发现了什么呢？位于脑部延髓和端脑之间为数众多的神经系统对觉醒又起着怎样的作用呢？注意，这可是个复杂的问题！我们已经涉足一门新兴学科的核心部分了，它就是神经学。

实际上，觉醒状态是由众多系统相互配合、共同支撑来完成的，比如各系统的神经元会在大脑皮层部分直接或间接地相互连接。大部分觉醒系统都彼此相连，我们甚至可以说它们是"携手同行"。在觉醒状态下，所有这类系统都无一例外地保持活跃，唯一的特例是一种名为"胆碱能"的神经元，其在觉醒和异相睡眠状态下均处于活跃状态。

 ## 觉醒系统

目前已发现的觉醒系统按照其发现顺序依次为：
* 去甲肾上腺素能神经元和 5- 羟色胺能神经元
* 胆碱能神经元
* 组胺能神经元
* 谷氨酸能神经元
* 下丘脑泌素（食欲肽）

列举这些并非想令各位读者在复杂的专业名词里晕头转向，我们不过是想请大家记住，上述神经元能够接受来自各感觉器官和内脏的信号，而感觉器官和内脏又能在人体觉醒时为神经的活动提供支持。换言之就是，我们整个身体都处于运行之中。

而在激活大脑皮层的过程中，上述每个系统都有着各自不可替代的作用。最新研究表明，只要有特定行为发生，其中任何一个系统都能导致觉醒。比如，当人体受到新的刺激时，类似警报器的去甲肾上腺素能神经元便会大量释放。而当脑部葡萄糖供应不足时，下丘脑泌素的分泌量便会上升，因为其具有刺激摄食的重要作用。

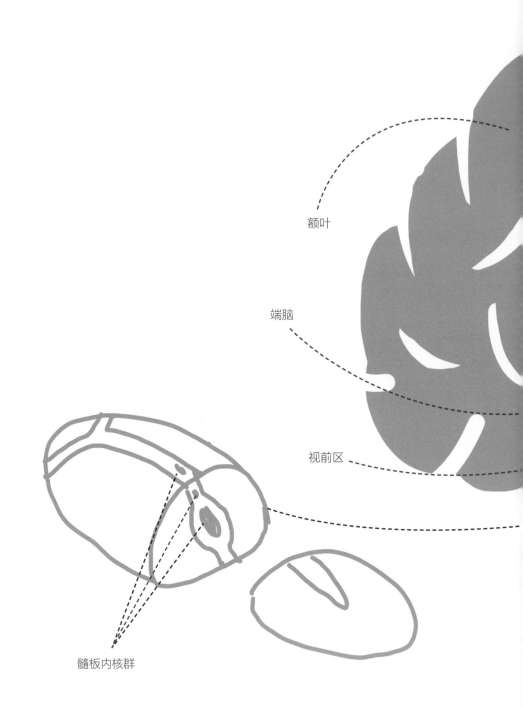

额叶

端脑

视前区

髓板内核群

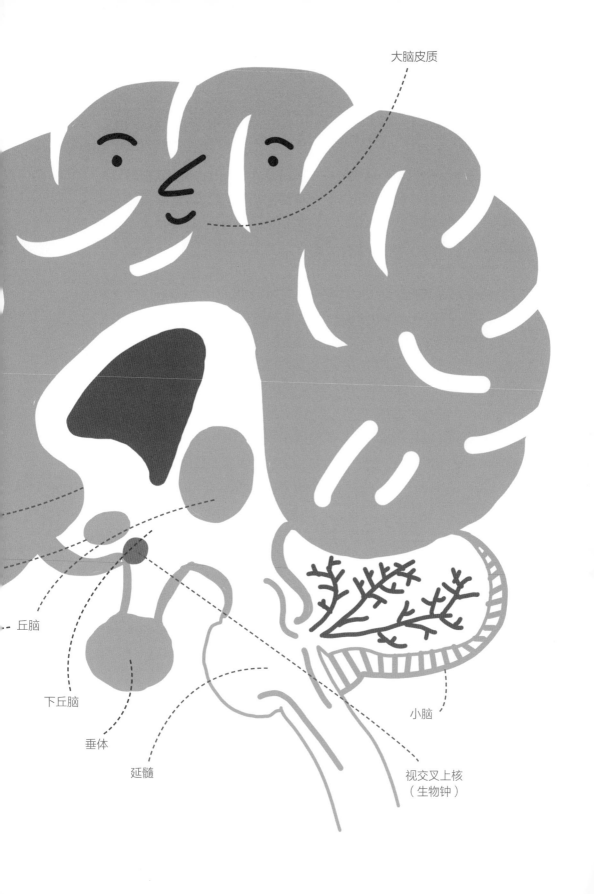

大脑皮质

丘脑

下丘脑

垂体

延髓

小脑

视交叉上核
（生物钟）

如何进入慢波睡眠

无论是深睡眠还是浅睡眠，人们将之统称为"非快速眼动睡眠"，也就是慢波睡眠。对人类而言，慢波睡眠中浅睡眠阶段的标志是脑电图中出现了纺锤波和 K- 综合波，而深睡眠的标志则是出现了慢波（或称 δ 波）。

纺锤波的频率为 12 ~ 14 赫兹，其作用是阻断在浅睡眠过程中进入脑部的感官信息。所以在这一阶段，轻微的声音并不能将睡梦中的你吵醒。新皮层是脑部进化程度最高的区域，是意识的载体，也是将皮层和丘脑中的电波协调成同步化慢波的总指挥部。

另一个有趣的区域是视前区。该区域能在慢波睡眠阶段整合特别活跃的神经元。研究显示，在外侧视前区，更确切地说，是处于下丘脑腹部位置的下丘脑腹外侧视前核中包含了大量 γ - 氨基丁酸能神经元（GABA 能神经元），它会影响浅睡眠初期阶段。

简言之，这些神经元的轴突都一致对准负责觉醒的结构，它们和负责觉醒的神经元相互配合。神经元们之间的关系好似一首法国儿歌中唱的："你拽着我的胡子，我拽着你的胡子……"它们轮流工作，于是我们也就在觉醒和睡眠的过程中循环往复。

从觉醒到睡眠的过程实际取决于核苷家族成员腺苷的作用。在觉醒状态下，大脑皮层和端脑会逐渐接收人体释放的腺苷，这一物质能使端脑部分的胆碱能神经元活跃度逐渐减弱，从而使人进入睡眠状态。而咖啡和茶中所含的咖啡因和茶碱却能够阻断腺苷分泌，因此，咖啡因和茶碱均有使人清醒的功效。

 # 伟大的钟表匠

人体最大的生物钟是视交叉上核，其功能是帮助人体生理节律适应大自然昼夜循环。其实早前大家并不知晓这一部位的作用，直到2017年，几名揭秘了视交叉上核细胞复杂的分子运动机制的科学家荣获诺贝尔医学奖，世人方才开始关注这位伟大的钟表匠。这个机制十分复杂，以激素和神经元为代表的各个要素很可能都参与其中。在证明激素作用的实验中，研究人员将视交叉上核单独抽离出来——即无法通过神经元轴突收发任何信息，然后进行移植。结果发现，尽管将其分离，但它依然能按节律模式进行活动。而对于神经元的作用，研究人员发现，视交叉上核可向下丘脑腹外侧视前核进行投射，继而间接影响负责觉醒的系统。

只有在白天，视交叉上核的神经元通过视网膜的刺激才会十分活跃。视网膜能让光线告知视交叉上核天已亮，若无来自视网膜的刺激，则意味着夜幕降临。白天，视交叉上核神经元可以刺激觉醒神经元，并抑制睡眠神经元。

20 世纪 50 年代，米歇尔·杜维通过切除一只猫的大脑前部，及一只鼠的部分大脑，发现造成异相睡眠的结构位于脑干部位。这只猫尽管被切除了部分大脑，但依然维持了几天生命，而它的异相睡眠则表现为肌肉松弛、眼球运动，并在脑桥、外侧膝状体和枕叶皮层出现电波（即 PGO 波）。和其他健全猫一样，此猫在异相睡眠阶段，PGO 波高幅发射，并占据"睡眠 – 觉醒"节律中的 10%。

而此猫脑部其他区域的损伤会导致脑部知觉弱化，还可能使其在即便呈现所有异相睡眠特征的情况下发生状态分离，即肌肉未出现松弛迹象。因此（即未出现肌肉松弛），在这一过程中，此猫能够抬头、起身，并完成某些特定动作（如警戒、捕猎、如厕等）。异相睡眠阶段肌肉紧张同样可能发生在人类身上，这是一种疾病，学名叫"快速眼球运动睡眠期行为障碍"。患者会在异相睡眠期出现与睡眠梦境相关的行为，例如梦见打拳，患者就一定会挥出拳头，径直砸向枕边人！接下来，研究人员又根据"睡眠 – 觉醒"节律中单个神经元的活动状况，证明在异相睡眠阶段存在特有的活跃神经元，他们将其称为"异相睡眠 – 开始键神经元"（SP-ON）。而法国里昂的研究团队则在近期证实了这些神经介质的性质，以及在异相睡眠阶段其对肌肉紧张性活动施加的影响机制。

直到 2015 年所有人都还认为，异相睡眠阶段的大脑皮层活动活跃程度仅仅主要与两大神经元有关，即胆碱能神经元和谷氨酸能神经元。这一假设近期再度被提及，最新科学研究表明，大脑皮层的活跃程度仅与几个结构有关。由此我们终于知晓，从大脑皮层的反应角度看，异相睡眠与觉醒是两个完全不同的阶段。而最新发现的结构则很可能与做梦密切相关——研究人员认为，这些结构参与了我们梦境中的情绪管理。

如何中止异相睡眠

同样，也存在这样的神经元，它们能够在觉醒及慢波睡眠阶段抑制异相睡眠出现。这些神经元在觉醒状态下十分活跃，进入慢波睡眠后活跃性减弱，而在进入异相睡眠之前停止活动，研究人员将之称为"异相睡眠－关闭键神经元"（SP-OFF），其在抑制"异相睡眠－开始键神经元"的过程中，自身也会随之逐渐消亡。目前，研究人员已渐次发现许多种类的"关闭键"，它们聚集在下丘脑和延髓之间，并与负责觉醒的神经元相互作用。

这些"关闭键"可能具有举足轻重的作用。据推测，它们会在觉醒和慢波睡眠阶段通过对"开始键"发起抑制，通知人体每一次异相睡眠的产生。而它们一定时期的"不作为"也为"开始键"提供了必要而广阔的舞台。

而属于GABA能一类的"开始键神经元"的活跃也许就是导致"关闭键"在异相睡眠阶段集体停止活动的原因。下丘脑中GABA能类"开始键"的活跃则很可能构成了异相睡眠的启动因素——它们成功抑制了组胺能类、相邻的下丘脑泌素类以及位于其他两个区域的GABA能类"关闭键"的活动。此外，还有部分神经元中包含一类名为黑色素聚集激素（MCH）的神经肽。若向动物大脑中注射此神经肽，其异相睡眠时间就会出现显著增加。黑色素聚集激素可能是第一种具有纯粹诱发睡眠能力的分子（即安眠药）。它的发现为未来若干年用药理学方法治疗睡眠问题开辟了崭新的道路。

下丘脑中的GABA能类"开始键"内部包含大量生理参数，并自带计时器，能够计算人体所需异相睡眠的必要时长。这些键只有当"关闭键"对其的抑制作用逐渐式微、人体进入慢波睡眠后方才开启。

"睡眠－觉醒"节律中的神经系统研究，实际上要到最近十年才逐渐走上了发展的快车道。十年来的一系列研究成果表明，除了组胺能、胆碱能神经元，在下丘脑和延髓之间还有数目庞大的 GABA 能、谷氨酸能神经元都在睡眠和觉醒两大状态中扮演着重要角色。

亲爱的读者们，读至此处，想必你已不会再"一无所知"地睡觉了！

十二点前睡觉，
一小时顶两小时。

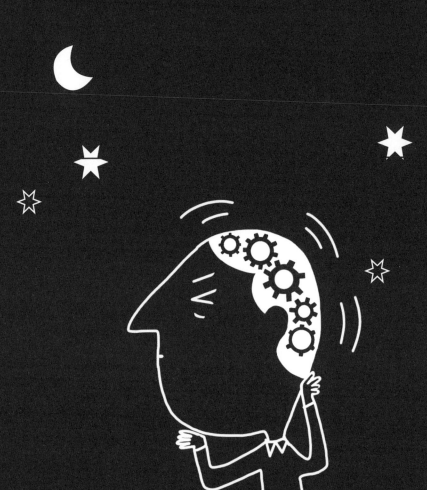

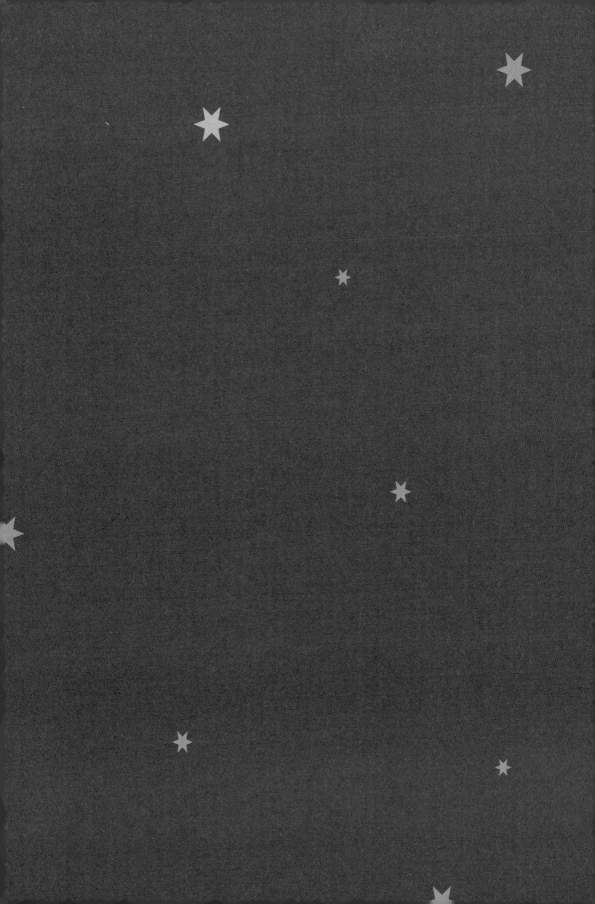

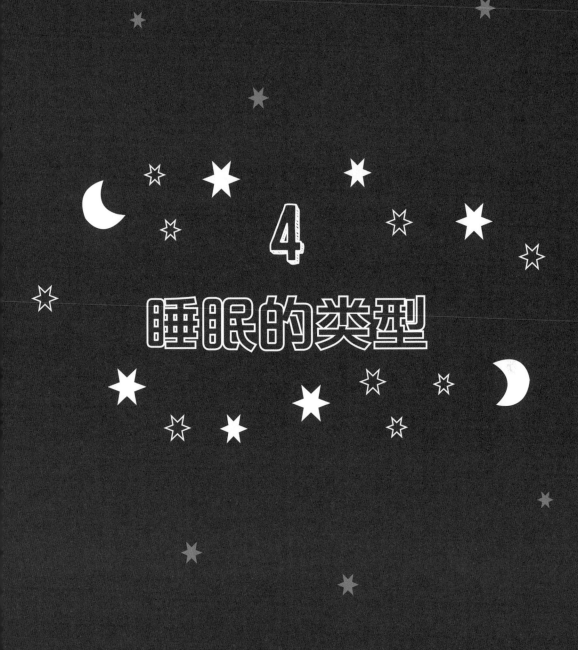

4
睡眠的类型

"你告诉我睡得怎样，
我就告诉你，你是谁。"

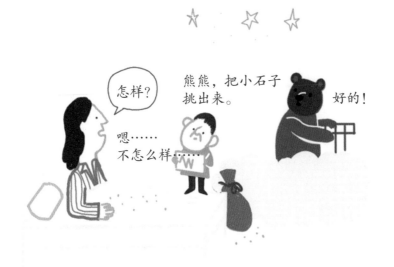

睡眠是一种名为"睡眠－觉醒"节律的生理节奏，此节奏因人而异。一般人平均睡眠时间为8小时，但具体到每个人，则各有不同，差距甚大。就让我们按下文对号入座吧！

 ## 按所需时长分

·短睡眠者

他们一天最多只要睡六个半小时就够了。这类人和失眠者不同，尽管晚上睡眠时间短，但白天无论从事脑力劳动还是体力活动，都能保证精力充沛；他们和睡眠不足的人也不一样，前者白天从来不犯困。

·长睡眠者

这类人一天的睡眠时间需要超过九个半小时，若低于该时长，就会出现疲劳或犯困的现象。在当下这个生活节奏快、睡眠不足屡见不鲜的时代，这些长睡眠的朋友尤其需要安排好时间，给自己预留充足的睡眠时间。但长睡眠和嗜睡又不同，嗜睡者成天昏昏欲睡，而长睡眠者一旦作息规律，自身所需睡眠时长得以保证，就能立即恢复元气。

◉ 我睡得挺久，但白天还是觉得累 ◉

睡得久不是问题，睡得太久才是症结所在。出现该情况必须用多导睡眠监测系统进行系统检查。因为嗜睡可能是一些严重疾病的信号，比如睡眠呼吸暂停综合征或某类神经问题等。

若你只是睡眠时间略长，并且一向如此，而且白天能够保持精神抖擞，那完全不是事儿！但若你睡眠时间过长，且这一现象是突然出现，白天还会出现疲累或困倦等现象，**那请及时就医！**

• 中间类型者

介于上述二者之间的，是人数遥遥领先的中间类型者（短睡眠和长睡眠者仅有 10%）。

了解一下

短睡眠和长睡眠者的**区别在于他们的浅睡眠（睡眠第 2 阶段）时长**，两类人的深睡眠（睡眠第 3 阶段）和异相睡眠时长则是完全相同的。

也可以根据我们几点睡觉几点起床对睡眠进行划分。

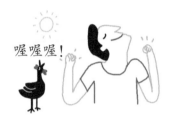

有一类人早睡早起，属于**"早鸟族"**，他们就像云雀一般，元气、精神和智力水平都在上午处于峰值；到了午后和晚间，战斗力就会逐渐下降。

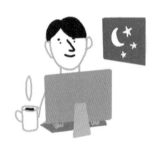

另一类人晚睡晚起，属于**"夜猫族"**，他们如同猫头鹰，起床时慵慵懒懒，但活力值在白天以肉眼可见的速度递增，在晚间则达到顶峰。

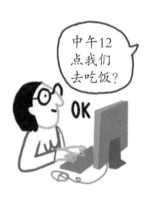

介于两类人之间的则是人数最多的中间类型者。基因——尤其是参与调节人体生物钟的基因，是造成三类人差异的关键。

这又是一个诲人不倦的故事。诚然，如果你本是早鸟族，平时却不得不晚睡晚起做夜猫子，那早起肯定能让你焕然一新、元气满满；如果条件允许，你还可以晚上睡得更短一些，早上起得更早一点，只消补个小午觉即可恢复活力。

但反之，如果你本就是夜猫子（或偏昼伏夜出型），那还是不要强行违背天性的好，以免引起身体不适或紊乱。其实说起来睡眠是件很简单的事：趁着假期，不要刻意规定时间，从而了解自己最适合的睡眠节奏和最合适的起床时间。

 ## 按年龄分

大多数婴儿从出生到 1 岁左右基本属于**多阶段睡眠**模式（1 岁左右每天会有 1~2 次小睡）。小睡时长和次数会随年龄增长而减少，到孩子上学前班后，这一模式基本结束。

稍大一点及青春期阶段的孩子，睡眠十分稳定且香梦沉酣。青春期孩子的睡眠会出现一个有趣的现象：**"睡眠－觉醒"节律失调**，很难早睡，每天自然醒的时间又很晚。诚然，男／女朋友、电子设备及父母的抱怨责备都会激化这一情况，然而研究发现，对于生活中不存在智能手机和综艺真人秀的动物们而言，节律失调症状同样存在！其实，就是"睡眠－觉醒"节律在迈入成年门槛前拒绝遵循"正常"生物钟的叛逆罢了。

有一个流传甚广的观点，当一个人成年后，他每天的睡眠时长就基本恒定了。其实不然，随着衰老的发生和进展，人的睡眠会出现一个与青春期截然相反的现象，这就是"睡眠－觉醒"**相位前移**。

据统计，有 3/4 的退休人群在每晚 11 点前睡觉，第二天早晨 7 点之前自动醒来。但他们**睡得很浅且很不安稳**，也就是说，他们很容易醒，尤其当天还睡了午觉，晚上就更夜不安枕了。

在人的一生中，突如其来的病痛以及生活的艰辛都会对睡眠质量造成负面影响，并极易导致失眠。所以各位，请将自己的睡眠状况如实地告诉医生，因为要想解决这类问题，方法远远不止药物手段。

 ## 时间生物学和生物钟

时间生物学（具体参见本书 61~62 页相关内容）是一门研究所有生物体内节奏的学科，旨在揭示生物对时间变化的适应性。这里所说的时间变化，不仅指昼夜更替，还包括女性的生理周期，甚至包含动物繁殖或迁徙活动的季节性等。

"睡眠－觉醒"节律是人体对昼夜更替的预判器，通过预测我们何时觉醒（以及何时行动），帮助人体制订合适的作息时间。我们的身体之所以能在每天的 24 小时之中日复一日安然无恙，全靠光线带来的讯息，过程如下：首先，光线通过刺激视网膜（视网膜可不仅仅和视觉有关）告诉我们白天黑夜；然后视觉信息会到达**大脑**中起时钟作用的部分（又被称为"视交叉上核"，专门负责人体时间生物学的管理）。人体的生物钟与大脑中一个名为**松果体**的腺体有关，该腺体分泌的物质即为大名鼎鼎的褪黑素。每当夜幕降临，褪黑素分泌并入血，天亮后分泌停止。

但即便在夜晚，如果我们曝露在光线下（如电子产品的屏幕等），褪黑素分泌同样会受到抑制。很多人都认为褪黑素是一种睡眠激素，其实不然，褪黑素实则是一种黑夜激素。举个例子，以猫头鹰为代表的夜行性动物在其活动时间——即夜晚，也会分泌褪黑素。

预判器也有失灵的时候。如果我们乘飞机在短时间内穿越多个时区，打破了大自然的原始设定，那么"睡眠－觉醒"节律的运行也会出现故障。于是我们也必须让自己的生物钟去适应一个全新环境。由此产生的结果就是，我们通常会出现**失眠、疲劳、困倦**以及某些**消化系统紊乱**等症状，持续时间因人而异，通常几天到几周不等。

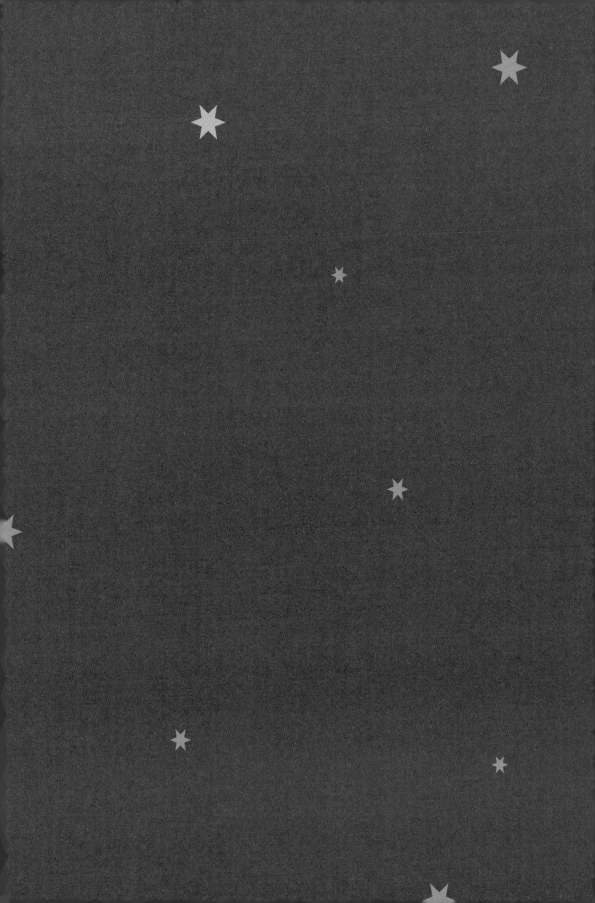

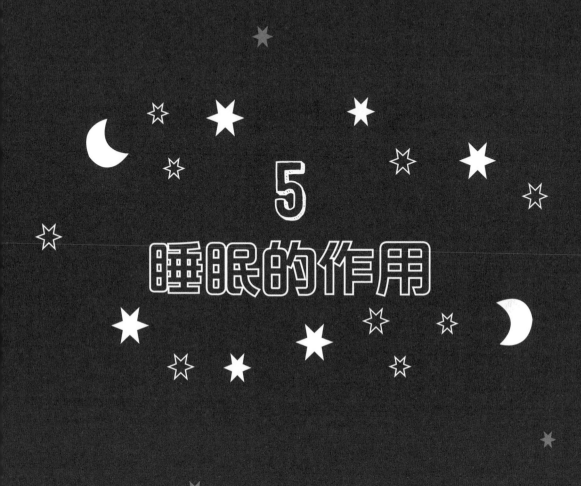

5
睡眠的作用

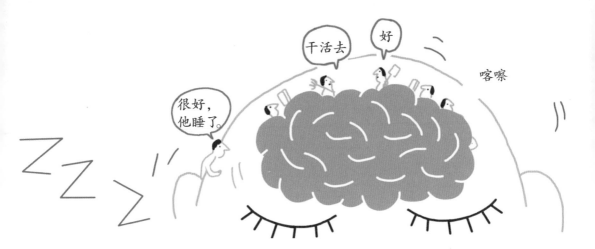

现在大家已经基本清楚了睡眠为何物，我们可以聊聊睡眠的作用了吗？那好，请听题，我们每天花好几个小时让自己处于一种无意识状态，这究竟是为什么？答案一目了然，但也错综复杂。

睡眠让我们休息

你我都有过熬夜甚至通宵不眠的经历，可能是为了第二天的考试临时抱佛脚刷夜复习，可能是参加亲朋好友聚会或者婚礼至晚方归，也可能是去夜店狂欢。我们也知道，每当熬夜至深，第二天无论体力还是精神都会出现不济，无法与正常睡眠后的状态相提并论。顺便提一下，如果我们留心身边人，会发现我们有时并非如上文所述这般劳累，甚至有些人熬完夜后会更加精神焕发，直到 24 小时后，疲惫感才姗姗来迟。还有一点，对于身患抑郁症的朋友，偶尔熬夜会使其情绪有所好转，不过这就说来话长了。

所以，睡眠可以让身体得以休息。确切地说，是通过**深睡眠**让人得到休息，若觉醒时间延长，那么深睡眠时间也会增加（即补偿现象）。所谓的深睡眠反弹，实则是**内稳态机制**在发挥作用，目的是让机体面对任何环境都能调整各项功能，使身体指标保持正常。当然，所谓"不同环境"也需在耐受范围内。就睡眠而言，深睡眠反弹并不能 100% 补偿欠下的觉，最恐怖的例子就是**兰迪·加德纳**于 1964 年创下的最长不眠纪录。

👁 世界纪录 👁

1964 年，年仅 15 岁的兰迪·加德纳成功保持了将近 264 小时（即 11 日又 25 分钟）的觉醒状态。加德纳的"不眠之旅"除了有两位友人的陪伴（负责帮助他保持觉醒），还有睡眠医学专家全程跟踪监测，见证了他前无古人的创举，因而他的成绩也被著名的吉尼斯世界纪录盖章认可。但在超长觉醒过程中，彼时的少年也出现了很多轻微的神经功能紊乱，比如协调能力变差、口齿不清等。值得一提的是，在加德纳之后，吉尼斯世界纪录叫停了此类挑战项目，以防挑战者损害身体健康。

兰迪·加德纳在保持了超长觉醒后"仅仅"睡了 14 小时，相较于他之前连续 11 个不眠之夜可谓少之又少。此举又印证了那句老话："**欠下的觉是补不回来的**……"

睡眠可以恢复体力。一系列研究证实，睡眠状态下蛋白质分泌量会增加，同时促进新陈代谢的基因和分子也会增加。

大脑占人体体重的 2%，却消耗人体 20% 的氧气和葡萄糖。慢波睡眠，尤其是其中的深睡眠，被视为恢复体力的睡眠：在觉醒阶段损耗的所有元气精力都能在睡眠中得到补足和修复。举个例子，深睡眠的时长就和大脑合成的蛋白质数量成正比。当我们睡觉时，神经胶质细胞（一种与神经元有直接联系的细胞）也会补齐自己在白天消耗的糖原。睡好觉能帮助我们健康成长，敲重点，还能让人青春焕发……

睡眠让身体茁壮成长

绝大部分的生长激素都是在深睡眠阶段分泌的，由此我们可以说，睡眠作用于合成代谢，**促进身体的自我修复和状态调整**。所以孩子在睡觉的时候会长个儿。不仅如此，还有研究发现，长期睡眠不足（晚睡）的孩子身材比正常睡眠的孩子矮小。趁此机会，我们再次提醒各位家长，孩子因为年龄尚幼，所以没有自觉早睡的能力；而孩子即便长期晚睡，但受到周边各色玩具影响，会表现得非常兴奋和"好动"，这点和晚睡的成年人（困倦不堪的状态）完全不同，因此家长可能会误认为孩子是个短睡眠者。这就要提醒各位家长，一定要密切关注孩子的睡眠是否充足。

至于家长自身，他们需要用睡眠来修复并维持身体细胞、组织及器官的运行。新陈代谢方面的许多功能都可以在睡眠期间修护和优化。反之，若长期睡眠不足，则会加速内分泌紊乱，造成糖尿病或肥胖等病症。

睡眠可增强免疫功能

上文提到的合成代谢中还包括免疫防御。一旦缺乏睡眠，身体就容易出现炎症、感染，伤口的修复能力也会减弱。不仅如此，睡眠的缺乏还会降低人体生成抗体的能力，从而削弱机体对流感疫苗的免疫应答等。

身体在感染某些病毒或细菌后会表现出嗜睡，这点也证实了睡眠和免疫之间的关系。比如，当我们得流感或者单核细胞增多症后，人就会觉得昏昏沉沉，这就是个十分典型的例子。

睡眠和免疫之间的反应机制可谓相当复杂。它们会通过各种促进或抑制炎症物质间的相互协调、通过分泌防御细胞、通过引起发热等途径共同作用。补充一句，发热本身就是一项机体抗感染机制：因为想伤害我们身体的微生物并不喜欢过热的环境。

睡眠不足还会带来一系列消化系统疾病，如便秘、腹痛、消化不良等。这也是睡眠对消化功能的间接影响。

睡眠，记忆力的黄金时段

过去 20 年的研究比较侧重睡眠和记忆间的关系，甚至有科学家认为，**睡眠的主要作用就是增强记忆**。这一说法也许过于夸张，但也说明了记忆的阶段，更确切地说是巩固学习成果的阶段发生于睡眠期间。在白天，我们会大量运用记忆力储存信息，这一储存快速却并不牢固；到了夜间睡眠期间，那些重要的、需长期记忆的信息才会被存进大脑。科学实验也已证明，缺乏睡眠会对记忆力造成负面影响，这与由于智力不足导致的脑力疲劳并无关联。很多学生在考前都会临时抱佛脚复习到很晚，但这基本没什么用，由于睡眠时间不足，复习的知识只会在记忆中短暂停留，也就是说只能对付考试。

活跃的神经元

记忆与"神经可塑性"密切相关。所谓神经可塑性，即为大脑调整自生功能以适应各类新环境的能力。直到大概 20 年前，学界还将大脑视为一个一成不变的器官，并认为其会随着年龄增长逐渐退化。但如今我们知道了，大脑其实拥有极强的应变能力，尤其是终生接收新信息的能力。诚然，八十岁学钢琴、学日语会比八岁的时候困难许多，但如果我们付出足够努力，这依然是可以实现的。"勤学苦练"这四个字在学习过程中有多么重要，上过学的人都知道。

从早晨醒来开始，直到下一次睡觉，中间这段时间我们会往大脑里装入大量信息。这个工程一则需要脑细胞不断工作，属于能量消耗；二则也是一种空间消耗：神经元之间不断产生新突触——即突触占据的范围逐渐扩大，促成信息交换。于是乎，各类信息经过提取和筛选被运入大脑，而大脑也必须蓄势待发，开启信息收集的新一天，同时还需腾出空间，留取和存放真正有用的信息。对我们而言，不断重复和巩固新知识能够丰富和维系神经元间的接触，从而有利于信息的保存。

梦的角色

还记得吗，前文说过，梦会出现在睡眠的每个阶段，但在异相睡眠阶段的梦才最特别，会给我们带来极其真实的感觉。梦的角色很难解释清楚，某些书籍对梦的解释都太过简单，甚至流于荒诞。

1899 年，精神分析学之父**西格蒙德·弗洛伊德**撰写了一部关于梦的著作。书中，弗洛伊德首先回顾了此前关于梦的所有理论，然后阐释了梦是无意识的假设。在弗洛伊德的理论体系中，梦是睡眠的守护者，我们觉醒时本能无意识的不恰当、不适宜的表达会被超我限制和管束，但这些表达会被转化、记录成一个故事，也就是梦，而这些梦的表面含义与其潜在的含义又无甚关联。所以解析梦的含义着实需要将各个意象相互连接、融会贯通，下很大一番功夫，也只有我们自己才能真正领悟自己梦境的含义。

与弗洛伊德的观点相反，当代各种理论认为，梦本身没有任何含义，我们对其做出解析不过是人类喜欢给一切事物赋予含义而已，就如同当我们看见一片云、一种动物或一张脸庞，都会赋予其特定含义一般。甚至有一个极端观点认为，我们在梦中进行的一番想象不过是一系列彼此间毫无关联的图像，就像偶然赢了牌局一样。

 那些稍纵即逝的梦

有部分研究者认为，**梦的持续时间仅为百分之一秒**甚至千分之一秒，他们所举的例子就是弗洛伊德《梦的解析》中记载的阿尔弗雷德·莫雷那个著名的梦。梦里，莫雷看见自己生活在法国大革命时期，被捕并判处死刑，然后被押往广场，上了断头台。就在这千钧一发之际，莫雷醒了，喘着粗气，惊恐地发现有一块木床板落在了自己脖子上。整个梦从头至尾看似持续了很久，实则仅是转瞬而已。但睡眠实验室的研究者对上述观点持反对意见，他们认为**梦的主观持续时间和异相睡眠持续时间二者间存在一定比例**。当然，因为此分歧时常见诸各科学刊物，所以研究长路漫漫，真相还有待揭示……

经常有朋友问，**不做梦正常吗？** 实际上，他们并非不做梦，只是记不起自己的梦。一个记得起自己梦的人和一个号称"不做梦"的人之间的唯一差别，说到底，不过是两人**对梦的记忆能力**的差异。对自己的梦非常关注的人（比如会特意解梦的朋友）通常对细节的记忆力非常强，而与之相反的另一些人就觉得自己"不做梦"。但后者并非异类，如果对其仔细询问，他们也能够想起在某些早晨，尤其是从一场难得的懒觉中苏醒后，自己前一夜做过的梦。

因此，可以把对梦的记忆比作两种餐厅：一种是后厨与大堂之间仅隔着一面玻璃，后厨的一切操作食客均可尽收眼底（即做梦者）；另一种是二者间隔着一堵严严实实的墙，食客看不见后厨的操作（即无梦者）。但其实无论食客看见与否，后厨的工作都是相同的，最后也是按照食客所用的菜品进行结账的。

午睡的艺术

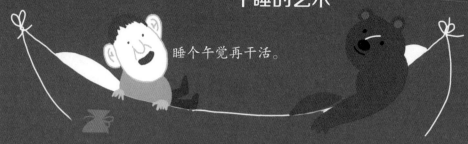

睡个午觉再干活。

"午睡"这个词，在法国瓦朗斯[1]以北地区就很难听到了，更不用说敦刻尔克[2]以北，那儿的人对此几乎闻所未闻。但到了地中海国家，午睡可就流行了！那是不是说只有天气炎热的国家才午睡？好像也没那么简单……

　　在西班牙安达卢西亚地区，或者范围再广一些，在整个西班牙，那里的人习惯凌晨一二点睡觉，早上七八点起床，然后在下午一点左右再睡上两三个钟头午觉。之所以西班牙人的睡眠时间和法国人差异巨大，因为他们和法国人的晚餐时间也大不相同：西班牙人通常晚上九十点才吃晚饭[3]。西班牙人的作息表面上看与那里的酷热有关，但如果这一习惯全年如是呢？我记得有一次在西班牙萨拉曼卡，半夜一点半还看到几个三四岁的小屁孩在马约尔广场上安静玩耍，那一刻我真的很震惊。但实际上，如果给这类"双阶段"睡眠（即一天睡两觉，有别于温带国家的人一天只睡一觉）算笔账，大家会发现他们的总睡眠时间并没有变，所以也不会出现欠睡的情况。

　　但气候也并非造就这种作息的唯一因素。比如和西班牙气候大致相同的邻国葡萄牙，那里的人就没有每天睡午觉的习惯。为什么？天晓得！因此，像巴西这样历史上被葡萄牙殖民过的国家或地区，那里的人也不睡午觉。但恰恰相反，巴西的邻国、历史上被西班牙殖民过的墨西哥，那里的人却是睡午觉冠军。所以很多时候，文化因素会比气候或者遗传因素更强大。

1　瓦朗斯，法国东南部城市。——译者注

2　敦刻尔克，法国东北部港口城市，靠近比利时边境。——译者注

3　法国人的晚餐时间一般为晚上8点左右。——译者注

还有一些文化，比如在巴布亚新几内亚，那里的人集体睡在一间间"长屋"里，终其一生都不断在叫醒别人，并向别人诉说自己的梦。显然，这样的生活方式会使人极度欠睡，于是那里的人练就了每天无论何时都能睡觉的能力。这种睡眠称为"多阶段"睡眠，和婴儿的睡眠一样。

因为咱们一直在讲睡眠，所以如果可以的话，就让我们"畅所欲睡"吧！

只不过，如果有朋友失眠，或只是感觉有些疲惫或（是由时差、节庆活动、夜班、倒班、加班等原因造成的）欠睡，那每次午睡时间最好不要超过 20 分钟，稍微歇一会儿就够了。如果超过 30 分钟，会"掐了"晚上睡觉的困头。

睡眠的调节

睡眠的调节，更确切地应称为"睡眠 - 觉醒"节律，主要遵循两大准则：内稳态和生物钟。

• 内稳态

内稳态指维持某功能在两个极值间稳定运行的机制的总和。比如，如果人体血糖下降过快（即**低血糖**），就会不省人事，反之如果血糖超过上限，人也可能会晕倒。睡眠也是同理：就我本人而言，如果睡眠不足，身体会感到疲惫或困倦，影响正常生活，于是我当晚要么睡得早一点，要么睡得久一点，总之

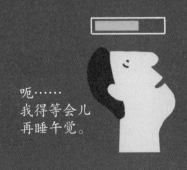

呃……
我得等会儿
再睡午觉。

必须把欠下的睡眠补足，这叫"睡眠反弹"。反之，如果睡多了（比如午觉睡太久），到了晚上就难以入睡。这里所说的反弹现象主要和深睡眠有关，不太涉及异相睡眠和睡眠的第 2 阶段。

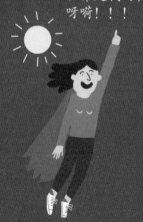

世界是我的，
呀嗬！！！

• 生物钟

生物钟指通过昼夜交替的预设对生物体各功能进行的调节，能够在生命体内控制时间、空间发展的节律机制。当然对极少部分生物而言，其预设周期可能更长，如月周期、年周期等。但只要生物的节律有了（被遵守的）24小时的循环周期，学界就称其为"昼夜节律型"[1]生物。而研究生物节律的科学就被称为"时间生物学"。

由此看出，睡眠也并非一个孤立现象，而是"睡眠－觉醒"节律的重要组成部分。由于该节律都经过提前设定，因而生物体的每个功能都会按时定点发挥作用。这是一种昼夜节律。我们知道，向日葵会随着太阳在空中的移动轨迹变换花盘方向，其实人体的精力也会在早晨醒后逐渐旺盛。当然，很大程度上是因为我们刚刚睡过觉，但更重要的是因为，这套程序已经提前如此这般设定好了。试想，有时加班一个通宵后，是不是觉得第二天早上精神相比几小时前更充沛了。也许这种充沛没法与一夜好眠后的旺盛精力相比，但这种精神百倍的感觉却是真实而美好的。再说午睡，普遍认为午饭是导致饭后昏昏欲睡的原因，但真相很大程度上也要靠时间生物学解答，午睡实则是精力曲线上的正常波谷。

 温度的问题

精力曲线与人体核心温度密切相关（注意，核心温度与皮肤温度或四肢温度不同），其周期变化呈类正弦波动：凌晨3~5点体温最低，下午3~5点升到最高。

---

1 此处"昼夜节律"法语写作 circadien，源自拉丁语，其中"circa"意为"围绕着"，"dies"意为"天"，故该词意为"围绕着一天的节律"。——译者注

· 调度员

时间生物学的各部门运作由两名调度员领导：一名正调度，大懒虫，很少做出调整；一名副调度，勤快人，左右逢源。

睡眠－觉醒节律主要仰仗副调度，所以要打破原有的节律轻而易举（或者可以说难度不太大），比如倒班（无论两班倒、三班倒、值夜班）、调时差等，都并非难事。但要是跨越多个时区的长途旅行，那可能需要三四天才能在新环境里睡上安稳觉。

再举个仰仗正调度的例子，比如皮质醇分泌的昼夜节律。皮质醇是一种激素，一般每天早上 8 点左右分泌入血，也可能和核心温度节律有关。如果需要调节皮质醇分泌时间，一般需要 2 周左右。所以如果你现在去纽约，那你体内皮质醇分泌高峰会出现在纽约当地时间凌晨 2 点（即法国时间早上 8 点）而非纽约当地时间的早上 8 点，这就会造成你"幸运地"在大半夜醒来。

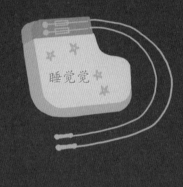

涨知识

长睡眠者和短睡眠者的区别主要在于二者**浅睡眠**（即睡眠第 2 阶段）时长，两类人的深睡眠（睡眠第 3 阶段）和异相睡眠时长**是完全相同的**。

6

要命，我嗜睡

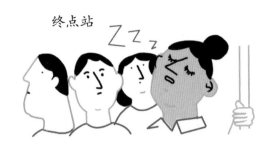

终点站

"在医院候诊的时候，要是和其他病友聊天，那些得失眠症的朋友经常觉得我能睡个好觉超幸福。他们可能真的很想让睡眠来得更容易些吧！但当我跟他们说了自己的情况后，他们的想法就变了。我是一个到哪儿都能睡着的人，所以我没法开车，坐公交经常坐过站，我经常在饭局中睡着，好多年了，我都不能完整地看完一本书或一部电影。"是的，嗜睡症患者的生活可不好过，他们随时随地的秒睡不仅会给生活带来困扰，更会带来危险。

你是欠睡还是嗜睡

想分清这两点很容易，先给自己一星期时间，每天可以睡到九十点！如果通过这个"补觉疗程"之后白天不再犯困，那就是之前欠缺睡眠；如果还是会秒睡，那就得治！

发作性睡病，睡来如山倒

发作性睡病，法国人还将之文艺地称为**"睡眠暴击"**，是一种睡眠和觉醒障碍疾病，多于少年或青年期起病，常伴有睡眠瘫痪等症状。猝倒型发作性睡病主要有两大症状：

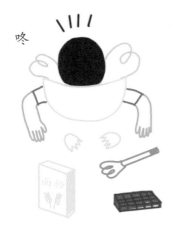

咚

嗜睡，表现为白天出现不可抗拒的睡眠发作，每次持续时间几分钟至 1 小时不等。这种骤然入睡甚至会发生在办事途中，例如驾车，由此还造成了车辆"自动驾驶"。醒来后一般会感到神清气爽，精力在短时间内得到恢复。

猝倒，是由于人在完全觉醒的状态下突然丧失肌肉张力引起的，诱发因素一般为情绪刺激，如大笑、愤怒、惊喜等。猝倒可能是局部的，如膝盖、颈部或下颌等处肌肉突然无力；也可能是全身的，导致整个人突然倒地。具体到个人，猝倒的频率、持续时间和剧烈程度因人而异。猝倒发作时，人意识清醒，但由于身体无法动弹，故而无法向周围的人表明自己的意识处于清醒状态。但发作性睡病并不一定都会出现猝倒，学界将之称为"非猝倒型发作性睡病"。有些患者在发病几个月或几年后会出现猝倒，但也有人终身不出现该症状。

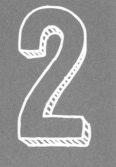

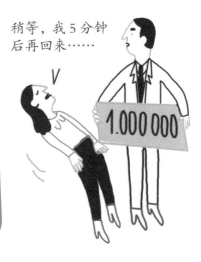

稍等，我 5 分钟后再回来……

1.000 000

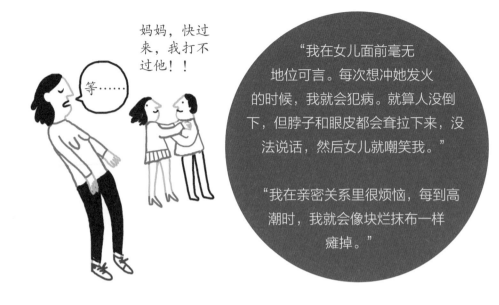

妈妈，快过来，我打不过他！！

等……

"我在女儿面前毫无地位可言。每次想冲她发火的时候，我就会犯病。就算人没倒下，但脖子和眼皮都会耷拉下来，没法说话，然后女儿就嘲笑我。"

"我在亲密关系里很烦恼，每到高潮时，我就会像块烂抹布一样瘫掉。"

除此两大症状外，该病还有一些出现频率并不太高的"次要"症状，包括：

• **睡眠瘫痪**，常发生于睡眠中醒来或临睡前，患者出现身体不能活动或不能讲话的情况，整个过程持续时间不长。

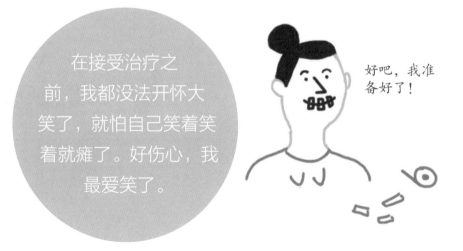

在接受治疗之前，我都没法开怀大笑了，就怕自己笑着笑着就瘫了。好伤心，我最爱笑了。

好吧，我准备好了！

• **睡前和醒后会出现幻觉**，医学上称之为睡前幻觉和醒后幻觉。此二者可表现为"醒着做梦"的经历，仿佛亲眼所见（如看见物件、动物、戏剧人物等）、亲身所感（感觉发生在自己身上，出现生理反应）、亲耳所闻甚至更复杂的情况。这些幻觉往往很不愉快，甚至让人感到恐怖。

• **夜晚睡眠质量极差**，睡眠断断续续，常伴有噩梦或烦躁。

发作性睡病发病之初会出现体重增加，这在儿童和青少年身上体现得尤为明显。此病为慢性疾病，病情难以预判，且经常出现反复。白天嗜睡的症状一般伴随终身，但随着年龄增长且通过良好的情绪管理（情绪大幅波动会导致猝倒）和有规律的午睡，部分患者的症状能得到略微减轻。

👁 一种罕见的疾病 👁

2800 人中才会出现 1 例发作性睡病患者，男女比例无显著差异。多发于青少年，但老人和儿童同样有患病可能。该病并不完全属于遗传性疾病，地域因素也只是发病因素之一。此外，尽管患者的孩子身患此病的概率比常人稍高，但也属于小概率事件。

病因目前尚不清楚，可能与多种因素有关。有部分人来自遗传，属于自身免疫性疾病，其机体免疫系统会对自身抗原不加分辨地发起免疫反应，从而增加了患病可能。

将个人细胞中通过遗传获得的**组织相容性抗原和人类白细胞抗原（HLA）进行归类划分**。超过 95% 的猝倒型发作性睡病患者均有一组特殊的 HLA 等位基因（**DQB1 0602**）。HLA 系统在人体免疫系统中起着举足轻重的作用，但由于这一特殊的等位基因在超过 20% 的正常人群中出现，因而并不能将之视为发病的充分条件。另一些与遗传及自身免疫系统有关的致病机制可能和大脑分泌的一种肽，即下丘脑泌素的分泌有关。当然，环境因素（如细菌或病毒感染、焦虑等）也可能导致疾病的发生。

• **诊断**

睡眠记录可以有效分析睡眠各个阶段，评估入睡模式并减少其他造成白天嗜睡的原因，如睡眠呼吸暂停综合征等。

进行睡眠记录的方法医学上称之为**"多次小睡睡眠潜伏期试验"**（MSLT）。试验过程中，受试者需在白天身处黑暗环境进行 4～5 次睡眠，试验人员对其睡眠潜伏期进行检测，发作性睡病患者的睡眠潜伏期很短且会出现异相睡眠异常，若有 2 次以上异常，即可确诊。

HLA 分型检查是指研究抽取的血样中的 DQB1 0602 等位基因。这项检查十分昂贵，检查结果无法覆盖发作性睡病的全部类型，即便 DQB1 0602 呈阳性，也无法代表此人一定患病。

（通过腰椎穿刺取出的）脑脊液**下丘脑泌素 -1** 水平不稳定。**猝倒**

型发作性睡病患者的下丘脑泌素 –1 水平极低，但值得注意的是，非猝倒型发作性睡病患者的下丘脑泌素 –1 水平更低。

当症状不够典型时，临床上往往容易将发作性睡病与其他睡眠疾病混淆，如特发性过度睡眠、睡眠呼吸暂停综合征、隐形抑郁症、由于接受镇静类药物治疗而导致的嗜睡或慢性睡眠不足等。

• 治疗

目前，该病暂无彻底治愈的方法，治疗只能起到缓解作用。针对轻度的白天过度嗜睡即睡眠潜伏期过短等症状，可使用莫达菲尼、哌甲酯（利他林）等药物，以及养成午睡和良好的睡眠卫生习惯等方式进行治疗。以上方式可减少 70% 的白天睡眠。而针对猝倒的治疗，目前主要依靠文拉法辛、氟西汀等具有兴奋功能的抗抑郁药，或是羟丁酸钠等能改善夜间睡眠的药物。

同时，由于发作性睡病会**对患者的生活造成很大困扰**，因而心理支持在治疗过程中也能发挥积极作用。青少年患者可以通过医学治疗和每天适当的午睡缓解病情，而课外补习则可助其克服学习困难，通过测验和考试。

此病也对患者的工作带来极大负面影响，如业绩不佳，甚至造成事故等。如有必要，应该向单位申请转到合适岗位，合理调整工作时间。

至于驾车，发作性睡病与持续性的嗜睡不能等而视之，对前者而言，若疾病未得到有效治疗的确会酿成交通事故。颁布于 2005 年 12 月 21 日的《法兰西共和国公报》已明确规定：未接受治疗的发作性睡病患者不得驾驶机动车，若经有效治疗并通过审查后，可获得为期 1 年的驾驶执照。若为职业驾驶员，则还需通过警觉性测验。

特发性过度睡眠与睡眠时间增加有关。该病的发病率目前暂不明了，估计为万分之一。发病年龄不定，但以 25 岁以下居多，男女患病率无明显差异。发病机制尚不清楚。

该病分两种形式：一种类似发作性睡病，睡眠潜伏期极短，但睡眠基本处于慢波睡眠阶段；另一种睡眠潜伏期很长，表现为夜间睡眠时间至少 10 小时，连续性地出现日间过度瞌睡，睡眠惰性长且重，但很难唤醒且清醒维持困难。

而不合并睡眠时间延长的特异性过度睡眠则表现为：日间过度瞌睡，但会在基本清醒的状态下不自主入睡；夜间睡眠时间正常或略长，但小于 10 小时，觉醒状态正常。特异性过度睡眠不伴猝倒。

• **诊断**

比较复杂。首先需排除其他原因引起的嗜睡障碍，还需判断睡眠时间是否过长。临床上，医生一般会先监测患者一整夜的睡眠，然后对其进行多次小睡睡眠潜伏期试验，安排患者在日间多次睡眠。

上述检查结果显示患者睡眠质量好，该试验测定的睡眠潜伏期一般较短（少于 8 分钟），至多出现一次异相睡眠。对于合并睡眠时间延长的患者，之后还需进行 24 小时的睡眠监测，此项检查能反映出患者夜间睡眠时间大于 10 小时，并且在日间出现超过 1 小时的午睡。

体动记录仪可对睡眠时间进行长达 15 天的持续监测，从而排除睡眠不足综合征的干扰，同时还能排除其他睡眠障碍的干扰，如发作性睡病、节律变化引起的睡眠障碍、由某些呼吸或动力原因造成的睡眠连续性中断（如**阻塞性睡眠呼吸暂停综合征**）。精神科的分析可排除由精神疾病引起的过度睡眠，而神经科的分析可排除相关的脑部因素。

· **治疗**

此病与发作性睡病类似，需使用兴奋性药物进行治疗。通过对比各类药物的适应证及不良反应，首选莫达菲尼，哌甲酯（利他林）亦可。但针对合并睡眠时间延长的特发性过度睡眠患者，该类药物仅对日间嗜睡有效，对清醒维持困难、精力不恢复的治疗效果甚微。

睡眠是摆脱对世界的牵挂。

——豪尔赫·路易斯·博尔赫斯

7

睡眠呼吸暂停

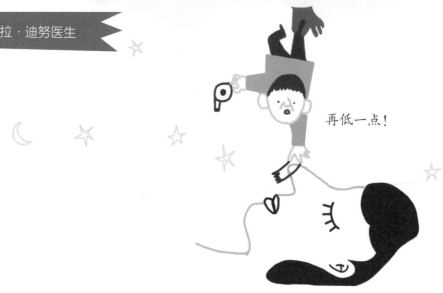

再低一点！

睡眠呼吸暂停综合征（SAS）很难诊断，但若不加以治疗，则会影响生活、损害健康，因此制订适宜的治疗方案十分重要。每次呼吸暂停，我们的心脏和大脑都会承受巨大压力，夜复一夜，睡眠质量将会下降。醒来后，患者则会处于持续的疲惫状态。且由于睡眠过程中会出现呼吸暂停，因而为了"重启"呼吸，患者会屡屡中断睡眠。

5% 的发病率

呼吸，是保证机体细胞和外界进行气体交换的人体功能的总称。睡眠呼吸暂停综合征实则是一种呼吸暂停或换气暂停。现实生活中，所有人在睡觉时都会出现每小时不超过 5 次的呼吸暂停现象，实属正常。只有当连续 7 小时睡眠中暂停次数超过 30 次，才需要引起重视。一次暂停时间持续 10～30 秒不等，最长可达 60 秒。换言之，在整夜的睡眠中，患者有可能出现总计长达 2 小时的呼吸暂停。

睡眠呼吸暂停主要表现为：**伴有胸腹呼吸运动的口鼻气流减弱（低**

通气）及睡眠呼吸中断（呼吸暂停）。男女患病比例无明显差异，且分布于各个年龄层。睡眠呼吸暂停综合征是一种常见的呼吸疾病，会对健康造成严重影响。

- 胸腹呼吸运动造成睡眠反复中断，使**睡眠质量下降**；
- **白天感觉疲惫或嗜睡**；
- **从长远看，会造成心脑血管疾病。**

睡眠呼吸暂停综合征分好几类，较常见的是阻塞性睡眠呼吸暂停（OSA）。其发病机制是上气道堵塞，导致空气无法进入肺部。另外几类均比较罕见，它们是中枢性睡眠呼吸暂停、肥胖性肺换气不足综合征和混合性睡眠呼吸暂停[1]。中枢性睡眠呼吸暂停顾名思义，由中枢系统（脑干中的神经中枢）引起，与呼吸系统无关；肥胖性肺换气不足综合征多见于肥胖人群，由肥胖引起一系列机体病变导致；混合性睡眠呼吸暂停则兼而有之。

遗传因素

在睡眠呼吸暂停类疾病中，遗传因素占 30%～40%。阻塞性睡眠呼吸暂停存在家族遗传倾向，若家族中有一人身患此病，则后代得病的风险是常人的 1.3 倍；若家族中有三人患病，则后代得病风险是常人的 2.3 倍。

1　中国通常将睡眠呼吸暂停综合征分为 3 类：阻塞性睡眠呼吸暂停、中枢性睡眠呼吸暂停和混合性睡眠呼吸暂停。并未对"肥胖性肺换气不足综合征"做单独分类。——编者注

应区别睡眠
呼吸暂停和
因哮喘或过
度焦虑引起
的呼吸暂停

夜间憋气、有
窒息感，会突
然惊醒，大汗
淋漓

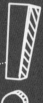

经常性失眠，
表现为睡眠
维持障碍和
早醒

95% 的病例
都会打鼾

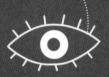

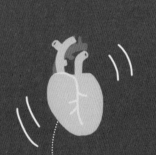

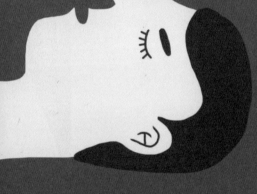

睡眠时多动不宁

高血压、心脏疾病

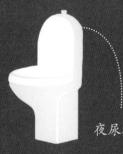

遗尿

夜尿增多

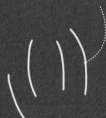

（高碳酸血
症导致的）
夜间多汗

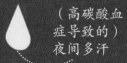

晨间常感困倦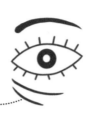

日间嗜睡

晨起头痛

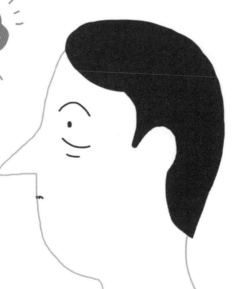

记忆力下降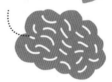

嗡……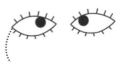

磨牙

情绪障碍或
患抑郁症

注意力不集中

性欲减退，
阳痿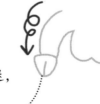

我们该如何呼吸

前文指出，"睡眠－觉醒"节律主要遵循两大准则：内稳态和生物钟。

呼吸，是保证机体细胞和外界进行气体交换的人体功能。**肺换气**即肺部气体通过呼吸肌（主要是膈膜）的舒张运动实现更新。于是，氧气通过呼吸运动随着吸入的空气进入**肺泡**（即肺换气的本义），然后扩散进入血液，再由血液将氧气运往机体各组织和细胞。而这些组织和细胞内的二氧化碳则沿原途径反向输送。

当人处于休息状态时，每分钟内呼出和吸入的空气总量约为 7.5 升，呼吸频率则为每分钟 15 次左右。其中约 5 升的空气最终可到达肺泡，剩余部分进入不活跃区，无法参与呼吸和气体交换的过程。

如何实现肺换气？

肺泡和周围空气间进行气体交换的原动力——即肺换气的原动力，来源于肺泡和空气间的压力差。若设大气压为 0，那吸气时肺泡压为负，呼气时肺泡压则为正。

所以，为了平衡二者间的压力差，呼吸时膈肌和胸腔中的其他呼吸肌联合运动，保证了我们吸气时肺容量增大，呼气时肺容量缩小。

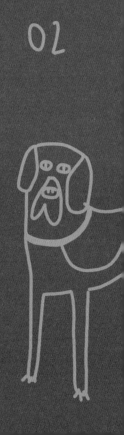

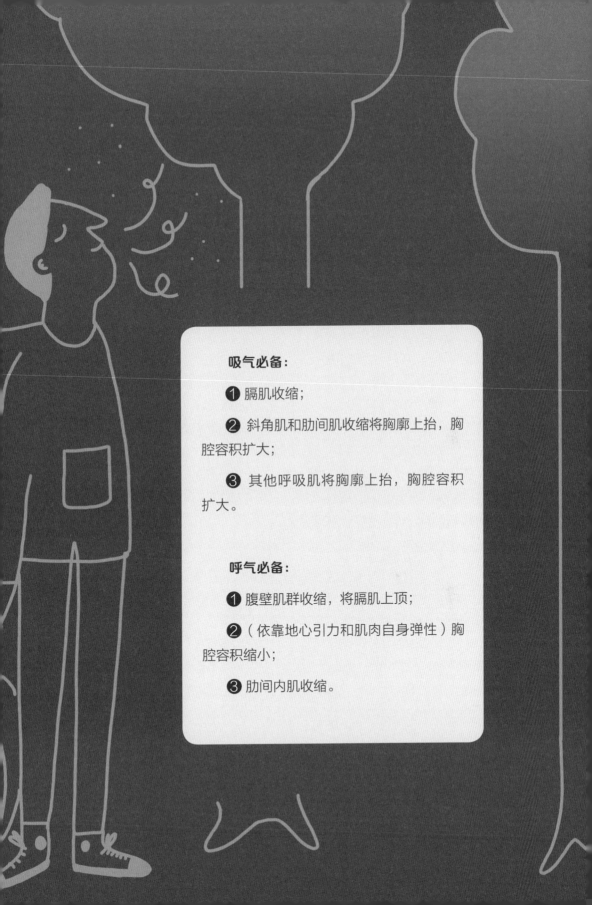

吸气必备：

❶ 膈肌收缩；

❷ 斜角肌和肋间肌收缩将胸廓上抬，胸腔容积扩大；

❸ 其他呼吸肌将胸廓上抬，胸腔容积扩大。

呼气必备：

❶ 腹壁肌群收缩，将膈肌上顶；

❷ （依靠地心引力和肌肉自身弹性）胸腔容积缩小；

❸ 肋间内肌收缩。

呼吸，有着怎样的规律？

呼吸运动受**呼吸中枢**调节，呼吸肌群由众多神经支配。

为方便行文，我们将位于大脑的神经称为"中枢"，位于身体其他部位的神经则称"外周"。

位于延髓中的呼气和吸气神经核可沿脊髓支配呼吸肌群。

神经细胞群交替活动，可引起吸气和呼气交替出现。

呼吸是一种非自愿行为，氧气和二氧化碳的分压是实现呼吸的首要环节。因此可以说，呼吸是由分压的反馈进行调节的，而人体捕捉分压变化的"装置"就是**化学感受器**。这是一种对压力和酸碱度（pH 值）变化极其敏感的感受器，分为两类：中枢化学感受器和外周化学感受器。

外周化学感受器分为颈动脉化学感受器和主动脉化学感受器，负责感受动脉血中氧分压的变化。若测得氧分压下降，则会激发神经（迷走神经和舌咽神经）活动，增加呼吸深度或频率，从而提升血液中氧含量。若出现二氧化碳分压增高或 pH 值下降，也会出现类似反应。

中枢化学感受器位于延髓腹外侧浅表部位，对二氧化碳含量升高（及脑脊液中 pH 值降低）较为敏感。一旦中枢化学感受器受到刺激，则会增强呼吸运动，以降低血液（及脑脊液）中偏高的二氧化碳分压。

鼻子

CO_2

O_2

CO

O_2

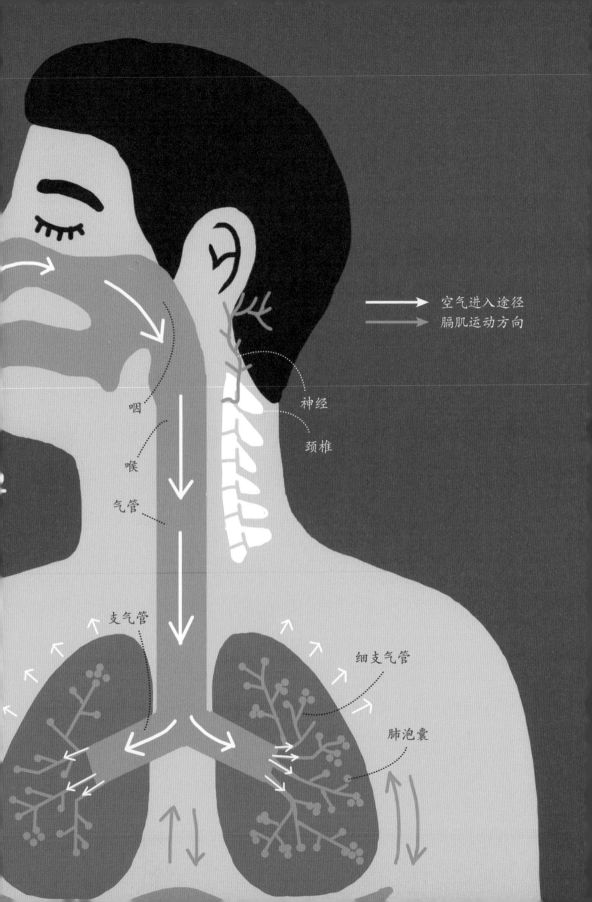

咽

喉

气管

支气管

神经

颈椎

细支气管

肺泡囊

空气进入途径
膈肌运动方向

除呼吸中枢之外，影响呼吸运动的因素还有：

呼吸肌本体感受器，当肌肉收缩阻力增大时，刺激感受器，从而加强呼吸作用。

中枢神经系统中的高级中枢，包括大脑皮层、边缘系统、下丘脑、隆突等。当我们出现感情波动（恐惧、痛苦、惊喜）、生理反射（喷嚏、咳嗽、哈欠、吞咽）或说话、唱歌时，高级中枢也会影响呼吸运动。

体温也会影响呼吸运动。体温上升（如发烧）或下降均会导致呼吸速度加快，由此可见，温度可直接作用于皮肤感受器和化学感受器。

激素水平同样能影响呼吸节律：女性在月经周期的后半段及怀孕期间也会出现呼吸急促的现象。

 睡眠过度还是睡眠不足

阻塞性睡眠呼吸暂停也是一种常见的儿科疾病。在法国，2006 年以前，睡眠过度的患儿一般都被送往精神科治疗，但后来研究人员发现，阻塞性睡眠呼吸暂停可能会造成一类无法恢复精力的睡眠。而睡眠不足，可能的确患有睡眠呼吸暂停，但更常见的是，在生长发育阶段睡眠时间不足，该睡觉时不睡。因此对儿童而言，最重要的不是寻医问药，而是养成良好的睡眠习惯，按时睡觉，保证充足的睡眠时间。

空气需经过**口腔、咽、喉、气管**，最后才能到达肺部。当患者入睡时，其咽喉部肌肉张力下降，咽腔粘连，空气进入的通道逐渐变窄甚至阻塞，导致无法呼吸，出现呼吸暂停。若患者体重超重，还会致使舌咽部脂肪堆积，加剧病症。

对健康人来说，**睡眠同样能对其胸肺部、上气道和呼吸中枢造成重要影响**。在深睡眠阶段，呼吸规律，而到了异相睡眠阶段，呼吸不规律。**且睡眠时，呼吸速度会减慢**。因此可以得出结论，睡眠越深，换气频率和换气量越低，这点在黎明时分体现得尤为明显。

当然，人处于睡眠状态时觉醒状态下的生理反射会有所减弱，呼吸减慢也与此有关。所谓反射，是指当气管内气压过低引起上气道膨胀的一种反射机制。此种反射在觉醒状态下十分活跃，但在睡眠状态，尤其是异相睡眠阶段便不再活跃。

躺姿和**呼吸肌张力的减弱**也会影响肺部活动。无论我们处于哪个睡眠阶段，呼吸肌活动均会减弱，在异相睡眠阶段达到谷底，此时辅助呼吸肌群也会停止活动。于是在异相睡眠阶段会出现呼吸变浅、快而不规律的现象。同时，易出现上气道塌陷、狭窄，从而引起打鼾以及阻塞性睡眠呼吸暂停。

☾★ 睡眠呼吸暂停综合征如何诱发心血管疾病

睡眠与**心血管的活动**相辅相成，具体表现为，睡眠时交感神经兴奋性、血压、心率和新陈代谢均出现下降，副交感神经兴奋性上升。

当人处于睡眠状态时，交感神经的兴奋性降低，所以整个心血管系统也进入休息状态，休息对心血管而言是十分重要的。

而**阻塞性睡眠呼吸暂停**的症状则是，咽部肌肉张力下降，导致上气道反复阻塞，由此造成呼吸受阻甚至中断。

呼吸暂停和**低通气**会导致**低氧血症**（血液中含氧不足）和**高碳酸血症**（血液中二氧化碳水平异常升高）反复出现，同时触发**微觉醒**。微觉醒会破坏睡眠连续性，不仅如此，每次微觉醒发生时都伴随交感神经兴奋，继而导致心率加快和血压升高。

阻塞性睡眠呼吸暂停打断了心血管系统的休息，稍加时日便会引发或加重心血管疾病。

 ## 肥胖对睡眠的影响

肥胖会限制胸腔扩张，阻碍膈肌活动。此外，过多的脂肪堆积于上气道，更易阻塞呼吸。

减肥可有效降低睡眠呼吸暂停的风险，但彻底治愈依然任重道远。针对身体质量指数（BMI）大于 35 千克 / 米^2 的重度及极重度肥胖人群，医生有时会建议他们接受控制胃容量的减肥手术（又称缩胃手术）。但做此类手术前，必须先检查并治疗患者的**阻塞性睡眠呼吸暂停**，以免发生麻醉并发症和手术并发症。

 ## 如何降低阻塞性睡眠呼吸暂停带来的危害

切记，无论是睡眠不足，还是使用兴奋剂或玩电子产品导致睡眠质量下降，**不良的睡眠卫生习惯**都会造成睡眠呼吸暂停。**晚间饮酒、服用催眠类或其他类似药物**（如**苯二氮䓬类药物**和 β **受体阻滞剂**）同理。过量服用上述药物及**抽烟**，也会引发呼吸道黏膜慢性炎症。

因人而异实施**个性化**治疗是大势所趋。但无论采用何种治疗方案，患者都应该培养良好的饮食和卫生习惯。目前，治疗中重度睡眠呼吸暂停综合征唯一绝对有效的方法是**持续气道正压通气**（CPAP），此法堪称治疗中的**"金本位"**！治本之后，其他症状例如白天嗜睡、认知紊乱等随之消失，生活质量提高，血压下降，并能有效预防心血管疾病，尤其是冠状动脉供血不足。

持续气道正压通气，即用面罩或鼻罩将空气送入上气道，压力范围一般设定为 5 ~ 15 厘米水柱。这一额外施加的压力可形成充气夹板，从而防止上气道阻塞，同时增大肺通气量，使机体获得充足氧气。

持续气道正压通气可以有效治疗夜间呼吸困难，从而使人能在白天集中精力，始终保持神清气爽。从长远看，还能降低心血管疾病风险。此外，通过改善睡眠时的肺部换气，该疗法还能消除睡眠时每次呼吸后都出现的**交感神经系统过度兴奋**。

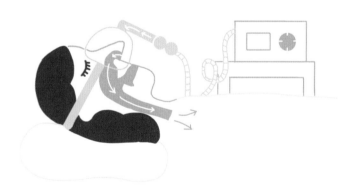

当然，在治疗睡眠呼吸暂停综合征的过程中，医生必须全程跟踪患者情况，增加其治疗信心。同时，医生还需向患者耐心解释该病的发病机制、治疗益处，帮助其减轻痛苦，协助患者选择面罩，避免在治疗过程中出现不良反应。

见证

我曾全程跟踪过一位 M 女士，她是**阻塞性睡眠呼吸暂停低通气综合征**患者，当年她 59 岁。在她 54 岁那年被诊断出患有**阻塞性睡眠呼吸暂停**。M 女士 50 岁绝经，其睡眠呼吸暂停的症状也伴随绝经逐年加重，表现为：夜间大量出汗，每晚 1~2 次夜尿，白天极度劳累，慢性疲劳，甚至每个周末都只能用于睡觉或休息。她的精神也因此受到了影响。从 53 岁那年起，她开始接受激素替代疗法，但病情没有任何起色。

M 女士年轻的时候就很贪睡，总睡不醒，醒了也觉得精力不济，长期处于慢性疲劳状态，以至于她觉得自己本就属于**"淋巴体质"**（易感体质），反正也治不好。而她先生也非常不理解她，还极尽讽刺之能事，时常嘲笑她和她的"体质"。M 女士真的几乎要认命了。但随着夜间症状的不断加重，甚至发展到凌晨三四点就醒了，她终于决定来看医生。我们通过分析病情，研究其睡眠状况，不断抽丝剥茧，最后确诊她患上了"中度向重度发展"的**阻塞性睡眠呼吸暂停**。她立马接受了医生制订的**持续正压气道通气治疗**，不过也没抱什么希望。但是奇迹出现了：在疗程的最后几天，她的症状消失了，不再感觉劳累，不再有夜尿，夜间也不再大量出汗，她觉得自己充满力量，还重新感受到了生活中久违的快乐，而且从早晨醒来就活力四射。**这都是她曾经梦寐以求的啊！**

另一个治疗方法是口腔矫治器。该方法旨在通过佩戴矫正器，使下腭前移，从而保持上气道畅通。佩戴时需固定在牙齿上，给下腭足够的推动力。

虽然佩戴口腔矫治器会限制牙齿和颞下颌关节活动，但此法可有效**扩宽上气道**。吸气速度放慢，从而减缓上气道湿润部分的振动，达到止鼾的目的。

需注意，该疗法听则新颖，但治疗效果远不及持续气道正压通气，对中度睡眠呼吸暂停患者亦无效果。

鉴于在该疗法的应用过程中，时常出现临床效果和患者睡眠记录不一致的状况，所以整个疗程中的睡眠状况必须全程在矫正科备案。

不良反应：可能出现下腭疼痛、牙齿移位和下颌骨移位。

还有一类是**体位治疗法**，主要针对仰卧位睡眠时经常出现呼吸暂停或低通气的患者，一般采取**强制侧卧位睡眠**。

实现该方法的技术手段较多，如在睡衣的背后固定一只网球，肩胛骨部位背硬塑料块，将靠枕背在背后等。

治疗效果须由专业机构出具的睡眠记录认证。

牙齿正畸法。正畸科的医生能很早发现孩子患上了呼吸系统疾病。不一定每个用嘴巴呼吸的孩子都会出现睡眠呼吸暂停，但他们中的大多数都会患有低通气综合征。

目前，正畸治疗睡眠呼吸暂停的技术已比较成熟，临床上正畸科医生普遍倾向于采用促进**颌面发育**的疗法。

该疗法主要针对因**颌骨畸形**引起的阻塞性睡眠呼吸暂停，包括下颌后缩、下腭后缩、颌骨变小等。一般需要通过正畸手术治疗。

耳鼻喉手术。前文已提到，儿童也可能患上**睡眠呼吸暂停综合征**。在小儿耳鼻喉治疗过程中，我们发现**扁桃体肥大**和**腺样体肥大**的儿童均会出现夜间睡眠呼吸紊乱。建议实施扁桃体或腺样体切除术，以治疗睡眠呼吸暂停，并防止该病引起的多系统损害。

8
夜间不老实的腿

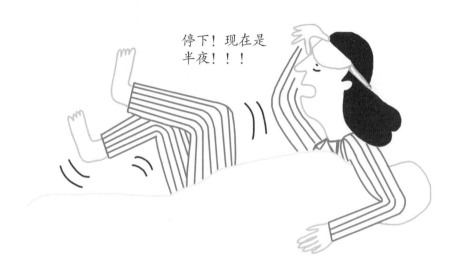

一整夜的刺痛、烧灼，还有无数蚂蚁爬行的感觉！双足无措的我们只能在家里来回走动，走上成千上万步……不宁腿就这样成了一场噩梦。何时才能休憩，如何才能重归安宁？

动来动去的腿

不宁腿综合征是一种不太为人所知的疾病，表现为四肢感觉不适，夜间睡眠时常惊醒，且以下肢表现最为明显，"不宁腿"之名也由此而来。80% 的不宁腿综合征都伴有周期性肢动。

不宁腿的症状为四肢感觉难受（或称为"异常"），如刺痛感、蚁走感、扭曲感、烧灼感、撕裂感等，更有甚者，一到晚上或夜间休息时便出现难以名状的不适感，但在活动后立刻缓解。严格意义上说，这类感觉不能称为"痛苦"（充其量有点轻微疼痛），但的确十分不舒服，令人非常烦躁。

故而，诊断该病必须符合四个基本条件：1）腿部不适；2）存在时间节律（多发于晚上和夜间）；3）多出现在休息状态；4）活动腿部后症状得到缓解。

重症患者还会出现大腿、盆腔甚至上肢痉挛。其中上肢痉挛的感觉与下肢稍有不同，腿部通常有刺痛感，而前臂则出现瘙痒。此外，如前文所述，不宁腿的典型症状之一为多发于晚间或夜里，但部分重症患者白天也会出现痉挛。

该病还有一典型症状是，多发于坐姿（如休息、看电影时）或卧姿状态下。活动腿部症状缓解，但不久即会复发，一般十几秒后不适感会再度出现。所以我们非常能理解，不宁腿患者每夜都在如此情境下入睡，这对其日常生活的困扰可想而知。有时，冰敷或冷敷能略微缓解症状，如泡冷水澡，或用冷水浸腿等，也可以考虑涂抹清凉药膏或使用喷雾，将凝胶放入冰柜冷藏后再行涂抹也是个不错的选择。

痉挛发作时着实让人求生不得求死无门。因为完全无法掩饰自己身体不由自主的屈曲，也因为害怕被他人看到自己夜不安寝，被发现自己为了缓解身体的不适不得不一直走动，所以不宁腿患者不能投宿朋友家中，也无法出入餐厅、影院等公共场所。

部分患者会称自己疼得受不了，经常有烧灼感。一旦有类似症状，请务必就医，以免误诊而延误治疗。当然，有时也可能是不宁腿综合征药物治疗引起的并发症。

但目前，学界暂不清楚不宁腿综合征的发病原因。有研究显示，其与脑部多巴胺和铁质的代谢有关，但具体联系尚未阐明。

还有一类神经方面问题引起的重度痉挛，名为"静坐不能"。静坐不能发作时往往十分剧烈，且不存在发病的时间节律，即白天夜晚都会发作。

突然抽搐的腿

周期性肢动，顾名思义，该病会规律性发作。发病之初表现为大脚趾抽搐，继而足部屈曲。随着病情进展，还会发展成膝盖屈曲，髋部甚至上肢也可受到波及。有时单腿出现屈曲，有时双腿同时屈曲，有时双腿出现"左－右－左"交替屈曲（类似踩单车）。但具体到个人，症状因人而异，因时不同，没有真正的规律可言。

肢动出现时，一方面，如果患者试图忍住，那他们最终会屈服，因为肢动会不自主出现，类似用小锤子敲击膝盖时出现的条件反射；另一方面，肢动一般发生于睡眠期间，尤其是上半夜较为明显，慢波睡眠和异相睡眠阶段均会出现。

若我们做一次睡眠记录（即多导睡眠监测），就会发现其实周期性肢动并不罕见。肢体有规律地间歇出现至少4次抖动，每次间隔因人而异，一般5~90秒不等。医学上认为，若周期性肢动次数过多（超过每小时15次），并刺激大脑皮层出现微觉醒（即睡眠者在睡眠中出现的持续若干秒且难以察觉的觉醒），则可认定为疾病。微觉醒可视为睡眠质量严重下降的一个标志。

平日里如何缓解

不宁腿和周期性肢动的治疗方法基本相同，即保持个人卫生和饮食健康！

- 减少甚至戒掉烟酒及刺激性饮料(咖啡、浓茶等)，以免诱发抽搐。
- 避免在晚上进行剧烈的体育锻炼，但请每天保持适当的运动量！
- 避免晚饭过饱。
- 保持正常作息规律。

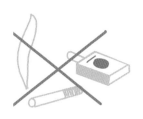 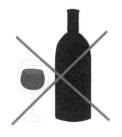 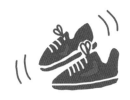

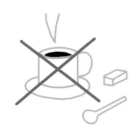 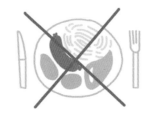 

 ## 你缺铁吗

身体缺乏某种元素也会影响发病，如铁。所以医生肯定会检测你血液中铁蛋白含量以及分子中铁含量，以判断你身体内的铁元素储备是否充足。但血液铁蛋白含量不过是一个参考，事实上，只有大脑中的铁含量才是最准确的，但需要从脑脊液中抽取（因为此法较痛苦，所以临床上通常不采用）。即便如此，若测得血液中的铁蛋白含量低于50微克/升，那此人大脑中的铁蛋白含量也势必不足。

治疗方法一般是，在未来几个月内持续补铁，此法可持久缓解铁缺乏症状，显著减缓腿部痉挛。但为何要"持续几个月补铁"呢？因为铁元素不太容易被消化道吸收，口服铁剂实际上真正被人体吸收的只有极小部分。但口服铁剂可能会引起便秘、腹痛、胃部不适等不良反应，并使粪便颜色变黑。

 ## 你缺多巴胺吗

若某人既无相关疾病，又不存在缺铁，但生活作息和饮食极不规律，那又另当别论了。

第一步治疗是大剂量地补充一种氨基酸——L－酪氨酸。L－酪氨酸可谓多巴胺的前体，也就是说大脑需利用这种氨基酸方能合成多巴胺。L- 酪氨酸首先需经由大脑中的一种酶进行转化，此种酶具有数量控制作用，即仅能转化神经元需要的氨基酸含量，防止 L- 酪氨酸过多，以免神经元因"超载"而无法运行。

医生让患者在晚间和睡前补充 L- 酪氨酸，剂量为每天至少 1.6 克。一般晚饭前 30 分钟服用，换言之就是保证患者在空腹状态下服用。这是为了保证补充的 L- 酪氨酸不会与晚饭食物中的其他氨基酸形成竞争，影响消化道对前者的吸收。而睡前服用则因为彼时晚饭已吸收或即将吸收完毕，此时服用 L- 酪氨酸同样能保证吸收效果。

 ## 疗法选择

草药派主张通过大量服用缬草来治疗不宁腿。此法的问题在于缬草的气味和味道实在令人难以接受，且和所有草药一样，其科学性还有待证实。

部分患者会利用针灸缓解病情，但这一"温和"疗法仅能治标，治本还需依靠药物。还有一类"化学"疗法，其使用的药物最初主要用于治疗癫痫（学界称之为抗癫痫药），但（在个别情况下）也能治疗其他疾病，如痉挛、疼痛、焦虑等。使用此类药物，诸如普瑞巴林和加巴喷丁等药物，必须谨遵医嘱。不过，虽然说明书上列举的不良反应很多，但临床运用的范围还是比较宽泛的。

若以上治疗效果甚微，我们可以寻求另一种药物治疗，即以**罗平尼咯**和**普拉克索**为代表的**多巴胺受体激动剂**。这类药物可显著缓解病情，但遗憾的是，随着服用时间推移，其疗效会不似用药早期那般明显。故而，为防止用药过量、过度治疗而造成病情反复，使用此类药物时剂量宜从小到大。

此类药物的不良反应也饱受诟病，它会将一些稀松平常的异常感觉放大，比如原本小小的不适或轻微疼痛，在服药后会让人多多少少感觉到烧灼感。但上述反应的产生原因目前还不得而知。

此类药物的确会引起一系列让人不愿意看到的反应，比如恶心、嗜睡，甚至有时还会让人经受"睡眠暴击"（即突发地不自主入睡）或出现行为障碍（如性欲过度旺盛、消费欲无法抑制、病理性赌博、暴力倾向等）。**若出现上述情况，请立即停止用药，并尽快咨询医生。**

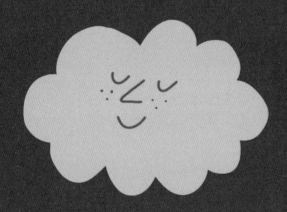

9

失眠

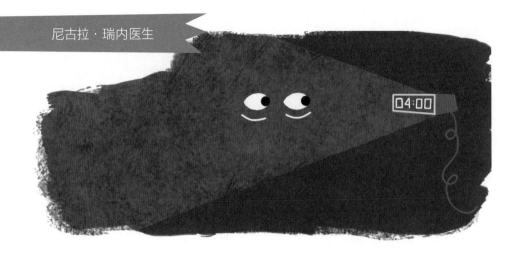

失眠，可谓众所周知、众皆亲历，然而鲜有人能将其准确定义。我们在一生中起码会经历一个失眠的夜。目前估计全球 30% 的人会偶发失眠，而有 10% 的人则经常失眠。

　　"失眠"中的"失"很容易让人认为失眠就是失去睡眠。但实际上，这般理解真是肤浅至极，甚至可以说大错特错。睡眠是一个生命体必需的过程，即便重度失眠症患者，他们也能有幸拥有哪怕一丁点儿的睡眠（也存在例外情况，将在后文加以叙述）。所以，"失眠"更确切的定义应该是缺乏睡眠，常见病症有入睡困难、夜间觉醒、早醒等。在上述症状基础上，睡眠的缺乏还会造成日间功能障碍，包括疲劳、注意力和记忆力减退、易激惹、日间思睡、兴趣及精力减退、社交以及生活工作能力下降等。日间功能障碍是失眠诊断中的必要标准，也是区分失眠和短睡眠者的必要标准，因为对短睡眠者而言，睡眠虽短但已足够。纵观全球，试问为何失眠如此普遍，实乃睡眠的形式和成因多种多样。

• 失去意识

这也是基本需求的一个延伸。无论我们愿不愿意，甚至在有些人眼中睡觉纯属浪费时间，但尽管拼尽全力想延长觉醒的时间，总有那么一个时刻我们会抵抗不住睡意的来袭，沉沉睡去。目前，经权威证实的最长觉醒时间纪录保持者是兰迪·加德纳。

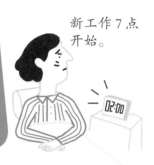

新工作7点
开始。

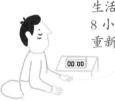

生活将在
8小时后
重新开始。

• **暂时且短暂**

延长睡眠时间比缩短睡眠时间更困难。

急性失眠

属继发性失眠，即因某种巨大压力造成的短期失眠，如家庭或工作问题等。可自行痊愈，但也可能恶化为下述情况或发展成行为障碍。

慢性失眠

慢性失眠类型众多，以下请各位对号入座……

• **心理生理性失眠：** 此为最常见的慢性失眠，属原发性失眠。患者表现为对失眠及任何与睡眠有关的因素产生忧惧，这些因素包括黑夜、卧室、床等。

- **矛盾性失眠：**患者主诉睡眠不佳（主诉自身完全缺乏睡眠的患者也屡见不鲜），但缺乏睡眠紊乱的客观证明，换言之，即患者睡着了，但觉得自己没睡着。该类型失眠与人体缺乏某种睡眠感知有关，患者感觉自己整夜都在动脑筋。

- **特发性失眠：**十分罕见，一般在儿童期即出现症状，且每夜皆会出现，稳定性极强。

- **致死性家族失眠症：**遗传性疾病，所幸十分罕见（当今全球仅有40户家庭患有此病）。但一旦罹患此病，则会逐渐丧失睡眠，最终在几个月内因医治无效去世。目前，此病尚无有效的治疗方法，它的存在好似能让人重新认识睡眠对生命的意义，并重新审视重度失眠症患者长达数月无法入睡的痛苦感觉。

- **心理或精神因素引起的失眠：**诱发原因多种多样，包括某个重要事件（如考试、会议等）迫近、遭受侵犯或伤害（甚至类似的噩梦）造成的精神创伤引起的神经紧张、焦虑、抑郁等。精神折磨是引起此类失眠的主要原因，反之同样成立。虽然目前我们尚不知晓维系精神折磨和失眠二者间关系的机制，但两者相互影响，甚至相辅相成。

- **某种物质引起的失眠：**从日常物品到违禁品，生活中有很多物质都能引起失眠。比如午后喝下的咖啡（或茶、可乐甚至巧克力奶，这里的午后指下午2点后）、能量饮料，以及毒品（可卡因、苯丙胺、新型毒品LSD等）都会刺激我们的精神，从而让人无法入睡或睡不安稳。而酒精和大麻尽管具有镇静作用，但因其会扰乱大脑睡眠机制，因而也成为了造成失眠的传统因素。还有一个很重要的因素就是药物，比如激素类药物。甲状腺激素类药物和肾上腺皮质激素类药物会引起身体兴奋，所以也会极大地影响睡眠。与这些激素类药物的不良作用类似的，还有一种我们意想不到的药物——安眠药，这点将在后文详加叙述。引发失眠的药物还有很多，此处就不再赘述了。

· **躯体疾病引起的失眠：**许多疾病都会造成入睡困难或睡眠质量下降，比如心功能不全、呼吸不畅、肾功能不全、糖尿病、感染、高烧、（身体任意部位的）疼痛等。还有一点大家必须注意，许多睡眠疾病也会出现失眠的症状，比如睡眠呼吸暂停综合征、发作性睡病以及不宁腿综合征等。

· **环境引起的失眠：**可以怪罪觉醒鸠占鹊巢，让睡眠无处安身，但也应当看到，睡眠本身就对外界的刺激异常敏感而脆弱。一个刺激性过强的外部环境很多时候都是造成失眠或睡眠不佳的罪魁祸首，因为这些不合时宜的外在刺激扰乱了机体夜间工作秩序，比如断断续续的噪声（机场噪声、建筑物发出的噪声）、光线、极端温度（如房间温度过冷或过热）、舒适性差的卧具以及海拔高度等，都可能搅扰我们一夜好眠。

· **不良作息引起的失眠：**作息规律需要精确的生理功能，但生理功能又很容易受影响。很多生活中的坏习惯都会引起失眠（不幸的是，失眠患者普遍且长期保持着这些坏习惯），比如睡眠时间不规律，白天午睡时间过长，晚餐时间过晚且过于丰盛，睡前沉迷电脑、手机等电子产品，晚间洗澡水过烫或者睡前进行剧烈的体育运动等。

 ## 失眠的后果

失眠通常来去匆匆，一般我们会随着失眠诱因的消失而恢复正常睡眠，或当人体适应新环境后，睡眠随之回归正轨。但有时也会演变成慢性失眠，夜复一夜以各种方式搅扰得我们不得安宁。

睡眠在机体运转中发挥着极其关键的作用，影响着我们身体的方方面面，如休息、修复、记忆、机体稳态、免疫防御等。想必每个人都吃过失眠"立竿见影"的苦头，就是第二天白天都很疲惫，但失眠对健康造成的长期伤害却是潜移默化的，让人一时之间难以察觉。然而，当我们一旦认识到睡眠在人体运转中起到的不可替代又无处不在的影响力时，就会蓦然发现，失眠已经对身体造成伤害了。

慢性失眠会影响机体运行的各个方面，增加罹患某些疾病的风险，比如高血压、心脏病、慢性疼痛、糖尿病、消化系统紊乱、肥胖、记忆障碍、老年痴呆、感染等，更有甚者会降低疫苗应答、影响生育能力，出现焦虑、抑郁，甚至诱发癌症。当然，以上只是统计学角度测算的失眠可能带来的长期风险，我们并非故意引发恐慌，只是想告诫夜里辗转难眠的朋友们务必引起重视（读者朋友也不要因为读了以上耸人听闻的文字而出现失眠）。实际上，既然有科学研究能证明失眠会引起以上风险，那必然有其他研究可以给出行之有效的失眠疗法！

 ## 该怎么办

若失眠久不见好，病因可能较为复杂，且鉴于此类失眠可能会引发多种后果，**建议务必前往睡眠科就医**（尽管这方面的专业力量十分薄弱）或咨询私人医生。尤其是重度失眠患者，若调整作息（如前文所述）后依然未得改善，建议立即就医。

专业医生能为患者查找或锁定病因，即便病因难寻，他们也能帮助确定失眠的特点，陪伴或引导患者寻找合适的治疗方法。

在失眠诊断中，极少动用睡眠监测这一方法，一般只有当怀疑患者为矛盾性失眠或同时患有其他睡眠疾病（如呼吸暂停、四肢痉挛等）时才会使用。但临床上，医生往往会推荐患者写睡眠日记，以此评估失眠状况、判断病因（如作息不规律等），并以此为依据制订下一步方案。

所谓睡眠日记其实是一张表格，患者在表格中记录自己每天起床、上床睡觉及估测的实际睡眠时间。当然，在记录过程中，我们并不要求患者精确到分秒，以免造成精神负担加重病情。日记上，我们会用向下的箭头表示上床睡觉时间，向上的箭头表示起床时间（此处也包括半夜起床或日间的午睡），用阴影表示睡眠时段（失眠时段留白即可）。无论是接受专业失眠治疗还是通过调整作息进行治疗，治疗期间请务必认真写睡眠日记。（睡眠日记参见本书最末附录）。

 ## 该怎么治

一旦确诊失眠由其他因素引起，那就必须从这些因素入手进行相应治疗。当然，围绕失眠本身制订针对性治疗方案也未尝不可，比如治疗表面的失眠症状；也可运用辅助疗法，以防止失眠持续或恶化，继而诱发其他疾病。

• 睡眠卫生／环境适应
这是失眠治疗中最重要的部分：简单易行，普遍适用。即便睡眠正常的朋友，使用此法也可有效提高生活质量。

过程很痛苦，效果很显著。

按时起床，包括休假的日子。起床后立即唤醒机体，可以做一套早操、洗一个热水澡、吃一顿蛋白质含量高的丰盛早餐以及晒晒太阳（夏天可以晒太阳，冬天则可选择日光疗法）。

在白天，无论多么疲劳，**务必保持一定的脑力活动和体育锻炼，以加强睡眠－觉醒节律，让身体在夜间感觉疲惫，有助**

睡眠。但每天下午2点后,要尽量避免摄入咖啡、浓茶或其他兴奋性物质,因为机体需要时间将这些兴奋物质排出体外,防止其影响我们晚间入睡,或把我们从睡眠中唤醒。午睡有助健康,但要防止午睡时间过长引起夜间失眠。因此,为了给晚上的睡眠留下足够"份额",建议午睡时间不超过20分钟。

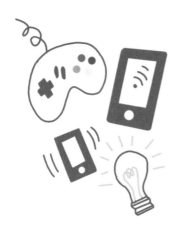

晚上要避免进行容易引起兴奋的活动,如打游戏、玩手机或电脑、工作、看书等;晚餐和睡觉时间需间隔至少1.5小时,晚餐保持清淡,尽量选择低糖食材,避免高蛋白高脂肪;睡前可以开展一些舒缓的活动,如听音乐、练瑜伽等,但请勿泡热水澡,因为热水澡虽有放松之效,但也会令体温升高。最后,睡前半小时内请勿抽烟。我知道这点很残酷,但只能这样!

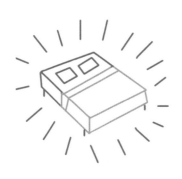

除非感到睡意,否则请别和床亲密接触,一旦起床,也请和床保持适当距离。当然,必须保证一个舒适的睡眠环境,比如卧具舒服,卧室通风良好、温度适宜(以18~20℃为宜),卧室保持黑暗、安静、没有动物在侧(这点并不绝对,有些独居的朋友需要"旺财"或"汪仔"给自己带来安全感),也不用设闹钟让自己整夜提心吊胆保持警觉。

现如今，睡眠手环及很多手表都号称可以监测睡眠，这引起了很大争议（我个人建议诸位别沾沾自喜）。该类产品宣称能准确分析睡眠和休息，能将睡眠日记和觉醒日记自动呈现，从而激发消费者的兴趣。

· 心理疗法

经证实，认知行为疗法对失眠有着良好的治疗效果，其重点在于可以对患者进行"睡眠再教育"，当然，疗程需要持续较长时间。同时，该疗法也是所有专业睡眠科医生开展失眠治疗的第一步。认知行为疗法方法众多，大致分以下几类：

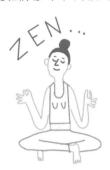

放松：放松的方式很多，但殊途同归，其宗旨皆为降低身体紧张感、放松紧绷的情绪。还有一些方法诸如冥想、正念、祈祷、按摩或瑜伽等都具有相同效用。

刺激控制：要逼自己这么想，走进卧室上床睡觉的时候就是压力陡增、挫败感爆棚的时候，这一方法就是要让床变成睡眠的温床。只有这样，我们才会在真正感觉非常疲惫、觉得想睡的时候才上床睡觉。

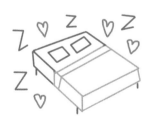

一定要把床甚至卧室当作一个只用来睡觉或进行亲密行为的地方。若醒来后 15 分钟没能再次入睡，或上床后 15 分钟还睡不着，必须起床。此时可做一些舒缓的运动，或开盏小灯走出卧室。除非睡意再度来袭，否则不要重回卧室。

睡眠结束，立刻起床。也可设一闹钟，最晚睡到闹钟响起，每天定时起床（包括周末）。

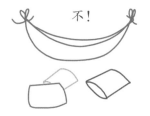

不要睡午觉，同样是为了给晚间的睡眠增加困意。记住，安眠药是无比残忍的！

不要在床上消磨时间：我们可以通过限制在床上逗留的时间，来给晚间的睡眠施压，以缩短入睡时间、增强睡眠效率。所谓"施压"，即机体即便处于失眠疗程中也必然存在对睡眠的自然需求。由此，我们制订了一套上床时间和实际睡眠时间严格一致的作息时间（比如6小时睡眠），保证这些害怕"失去睡眠"的朋友可以实现短暂而高效的睡眠。

认知疗法：医生会通过问卷或心理咨询等方法，帮助失眠患者扭转他们对于失眠的焦虑和恐慌（比如"我再也睡不着了""我不吃药就睡不着""我要得神经病了"之类的想法）。

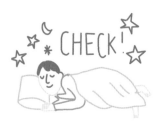

矛盾意图：很多失眠症患者都会出现如下症状：越想入睡，越焦虑，越睡不着。矛盾意图疗法则提出，患者应做好睡眠准备（比如穿好睡衣、躺在床上、保证身处黑暗环境），然后努力保持觉醒。这一疗法可使患者舒缓精神压力，从而产生睡意，最终入睡。

· 药物

在法国，可用于治疗失眠症的催眠药（或安眠药）均属苯二氮䓬类，这类药物助眠效果非常快，但对睡眠质量实则并无任何助益（甚至有反作用），且对身体长期有害。因此请尽量少用助眠类药物，可以的话最好别用！实际上，催眠药也好，安眠药也罢，从字面上就极具欺骗性，它们充其量都是镇静剂，在当今的科学水平下，还没有任何一种药物能号称可以带来真正自然的、让人恢复体力的睡眠。先不论它们的不良反应（如日间嗜睡、睡眠障碍、记忆力下降等），这类药物本身效果并不持久，会令人很快产生依赖性。身为医者，给患者开点助眠药也许能缓解他们的痛苦（但尽量别开），但也只能缓得了一时，缓不了一世。

还有些药物也经常出现在处方中，且不论对症与否，若此类药可以治疗某些由失眠导致的病症，那对失眠治疗也会起到一定作用（如针对抑郁症的某些抗抑郁药物等）。

还有褪黑素，此药可用于调节机体节律。当身体的生理节律出现异常时（如跨时差旅行、衰老等），其本身就是睡眠强有力的信号，但对失眠的影响则极其有限。然而无论如何，为保证用法用量，使用褪黑素前必须遵医嘱。还有一点，若对褪黑素的产地和生产厂家没有绝对把握，千万不要在网上自行购买。

· 替代物
在失眠的常规治疗中，还存在许多替代物。

植物疗法：目前，仅有缬草一种植物经证明能够治疗轻度及中度失眠。尽管其他植物或精油对睡眠的效用还未经证实，但有些的确可以改善失眠的成因（如金英花和西番莲可以缓解焦虑等）。话说回来，由于植物药效不强，相较于长期服用安眠药，其危险系数显然要小得多。

顺势疗法和饮食疗法： 就事论事，医学界确实还未证实顺势疗法和某些流行的饮食疗法对失眠的治疗效果（比如无麸质饮食，目前唯一能证实的是，其对麸质不耐有效）；还有所谓晚间不能食用奶制品这一说法，也有必要再行验证。

催眠： 由于自我催眠术的兴起，催眠也成为治疗失眠的一个手段。自我催眠术能让人放松身心、学会放下，从而促进睡眠。催眠治疗对焦虑性失眠较为有效。

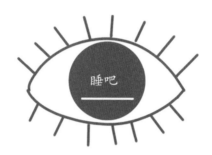

👁 如何知晓自己是睡眠充足还是失眠 👁

"我应该睡多长时间？"，这是个永恒的无解之问。所谓"正常的"睡眠时间，只要能给予我们白天充沛的精力和体力即可，每人的需求各不相同。若真有规范化的睡眠时间，世间也许便无"失眠"二字了。

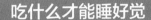 吃什么才能睡好觉

无论患者还是医生，当大家遇到失眠，传统的反应都是想方设法寻找灵丹妙药。但大家可知，最有效的安眠药，就是安心躺在床上，重视睡眠质量。其实大脑自身就能制造所有上佳的安眠药，能够调节睡眠；而我们自己呢，也要爱惜身体，养成良好的睡眠习惯，如有必要也可以辅以行为疗法。

教你好好睡觉

- 放松：头一晚没睡好没关系，下一晚好好睡，放轻松；

- 守时：固定睡觉时间；

- 规律：坚持到点睡觉，尤其是周末；

- 不赖床：躺在床上的时间要恰到好处，否则不仅无助睡眠，还会引起失眠；

- 引导睡眠：通过一些舒缓放松的活动，让身体做好睡眠的准备。晚间饮食保持清淡，不饮酒，不进行剧烈运动，睡前不进食，避免洗澡水过烫，不要玩手机或其他电子产品；

- 避开安眠药：请把安眠药退还给离家最近的药店；

- 环境适宜：卧具舒适、房间安静、没有亮光、温度适中。

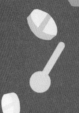

你不了解的安眠药

"医生，我睡不着，求求您了，让我睡个好觉吧！"，这样的诉求从历史的永夜中走来，早已历经千年。在公元前 1750 年古巴比伦的《汉谟拉比法典》及年代稍近的古埃及《埃伯斯纸莎草书》上，均发现了目前世界上有记载的最早的治疗失眠的药物。而古希腊医学之神赫尔墨斯手中紧握的神杖则是医学的象征，据说拥有点人入睡的能力。

那些在神仙点化下入睡的古希腊人，他们的睡眠情况究竟如何，今天的我们已无从考证。但当下的科学已证实，那些依靠罂粟、大麻、苯二氮䓬或者类似药物方能进行的睡眠不是"真睡眠"，充其量不过是一场轻度麻醉。我们还可以肯定地说，无论是源自拉丁语的"催眠药"还是源自希腊语的"安眠药"，都不过是场文字骗局——"带来睡眠"。

和西医不同，在中医看来，失眠并非一种疾病，而是由某种内在或外在烦恼引起的正常反应。故而，按中医的观点，我们不应依靠外力助眠，而应从根上消除导致失眠的原因。

安眠药简史

千百年来，西方世界治疗失眠仅有的方法是依靠罂粟（即吗啡）或大麻；稍晚又出现了氯醛，但此物若过量服用会使人中毒并形成依赖，故而如今已被弃用；再后来的巴比妥类药物（比如著名的苯巴比妥）也由于相同原因，不再为人使用。只有极少数可怜的癫痫病患者，由于不得不使用巴比妥类药物，而出现重度依赖，无法停药。

时间再往后推移一些，苯二氮䓬类药物出现了，这是失眠治疗史上的巨大飞跃。实际上，以往服用巴比妥后自杀或中毒身亡的案例皆由剂量控制不当引起，但苯二氮䓬类药物几乎不会产生即时毒性。单一服用或加量服用此类药物会引起昏厥，但不会致死。想当年，学生时代，我的导师经常跟我说："开苯二氮䓬类药的时候，你可以想开多少开多少，想开多久开多久。"

最后一个横空出世的安眠类药物当数 Z 药，即两种以字母 Z 开头的药物：唑吡坦（又名思诺思）和佐匹克隆。此二者相较前代苯二氮䓬类药物，无非治疗效果更精准。但学界还需要数十年时间来观察这类新药的不良反应，其安全警报也尚未解除。这就对大众健康造成了巨大影响，要知道，目前在法国每年售出的 Z 药高达数百万盒，法国也因此成为了欧美国家中可怜的"吃药大王"。

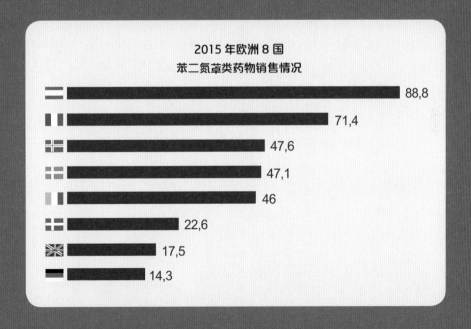

2015 年欧洲 8 国
苯二氮䓬类药物销售情况

	88,8
	71,4
	47,6
	47,1
	46
	22,6
	17,5
	14,3

苯二氮䓬类药物的特性

苯二氮䓬类药物具有镇静安定、抗惊厥、抗癫痫等作用，所有此类药物均具有六大特性，其中包括四大药理作用及两大不良反应，分别是——

药理作用：肌肉松弛作用、镇静作用、镇痛作用、抗惊厥作用。

不良反应：健忘、呼吸抑制。

安眠药 / 催眠药：并非零风险

首当其冲的风险就是药物依赖。这一风险确实存在，但并没有大家所想那般严重。首先，依赖症很难在动物实验中测得；再者，若服用的安眠药 / 催眠药的确有效，那即便出现依赖也无伤大雅。打个比方，就好比没有糖尿病患者会说自己得了胰岛素依赖！在笔者看来，只有突然停药时才会出现所谓依赖，此时患者会感觉非常不适，噩梦频发、失眠，继而出现痉挛、思维混乱及其他奇怪的感觉，由此种种，最终导致患者长期服食。

还有一类人服用安眠药完全是"闹着玩"，也就是说，一下子吃很多。在这点上，唑吡坦在法国的消费量可谓独占鳌头。曾经有一名患者，每天服用 50 颗安眠药，却仍然睡不着！笔者也曾试图干预他的行为，然而并没什么用。自 2017 年 4 月 1 日起，在法国，唑吡坦已被列入麻醉品行列！

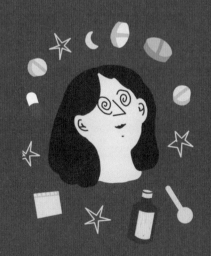

一项英国的研究让我捶胸顿足，可悲的是，我可能是全法国屈指可数的为之愤慨的人。我不禁又一次为法国政府的令行不禁而失望。大家看看吧——

这是一项回顾性研究，调查对象为超过 10000 名 16 岁以上人士。结果，一部分人（n=34727）在 1998 至 2001 年间收到第一份开有镇痛剂或安眠药的处方，另一部分（n=69418）在同一时期并未使用过苯二氮䓬类药物。用药平均时间为 7.6 年。这些数据可能放之四海皆准，不是吗？

后果

使用苯二氮䓬类药物及 Z 药的患者在受到多种因素干扰后（如生理或精神疾病、睡眠紊乱、服食其他药物等），死亡率会比其他人高出近 2 倍。通过跟踪第一年使用镇痛剂或安眠药的患者，研究发现，增大用药剂量会持续增加死亡风险（风险比 1.75）。不仅如此，死亡风险还会进一步累加，用药组的死亡率为 26.46%，而对照组仅为 16.82%。若排除第一年用药的患者，通过对 100 名距首次用药时间平均已有 7.6 年的人士进行跟踪调查，发现其中有 4 人次死于用药“过量”。这就说明，连续几个月服用一种看似寻常的药物，也可能增加死亡风险。听起来是不是让人脊背发凉？还不止，这个事实还暴露出多数时候医生在开具此类处方的马虎大意，不查问清楚病史症状，比如不询问患者是否会打鼾等。

每天一小片安眠药，快停下

主要问题在于夜间呼吸。其实每个人每天夜里都会出现若干次呼吸暂停（睡眠状态下每小时 5 次以下超过 10 秒的呼吸暂停），但若服食镇静剂，次数会激增。我曾就这点在公开场合说过，若在晚间 7 点服用四分之一片溴西泮，会使睡眠呼吸暂停次数翻倍，并延长暂停时间。效果与饮一杯红酒完全一致，此二者皆会将一种正常的生理状态活活演变成一种病理状态。大家也知道，睡眠呼吸暂停综合征还会诱发一系列疾病，如梗死、心血管疾病、高血压、心律紊乱等，后果如此明显啊各位！

不仅如此，许多相关研究还显示，服用此类药物会增加罹患阿尔茨海默病等精神性疾病的风险。当然，也得如实告诉大家，也有研究表示，并未找到苯二氮䓬类药物和阿尔茨海默病之间的关联。

但简而言之，大家明白的，还是尽量避免使用催眠药 / 安眠药。若服用，请务必谨慎。

安眠药的正确使用方式

还是那句话：尽可能控制用药剂量和用药时长。身为医生，开安眠药时，一定要像开抗生素一样，养成在处方上标注疗程的好习惯。当患者提前能够知晓疗程持续时间，就能够顺利地及时停药。但是，尽管法国健康高级总署（HAS）早有规定，安定剂使用时长不得超过 12 周，安眠药不得超过 4 周，然而我们必须看到，许多朋友数年甚至数十年如一日地服用此类药物。更让人触目惊心的是，其中很多人还同时服用不止一种！

催眠药 / 安眠药只能偶尔用用，浅尝辄止。我不愿意很多年之后依然给同一个人开此类处方，但我也不认为我的大多数病患会为此抱怨不休，相反，我相信他们能够理解。

何种药物风险最小

使用苯二氮䓬类药物时，必须认真考虑以下 3 点：

半衰期：指血浆或体内药物量减低到一半所花费的时间。某些可以带来七八小时睡眠的安眠药，半衰期可达 200 小时，也就是说，要想彻底消除体内药物量还需花 5 倍时间，那些睡眠世界里的垃圾要在体内停留 1000 小时之久！好消息是，目前诸如氟硝西泮、硝基安定已基本停用，有些药已从市场上消失，但尚存于市的此类药物也不在少数！

活性代谢物：很多药物进入人体后无法直接消除，而是转化成许多其他具有药理活性的代谢物。因此，我们用药时还需充分了解这些代谢物间是否存在复杂的相互关系，是否会为同一受体展开竞争，然后仔细查看这些代谢物的半衰期。事实上，除了奥沙西泮和阿普唑仑以外的所有药物都会活化，成为有药理活性的代谢物。

依赖性：阿普唑仑和劳拉西泮通常稳居最强依赖性排行榜前二甲。

总而言之，临床上若通过睡眠卫生、认知疗法、行为疗法、褪黑素、草药等方法治疗均不见效，我们一般会开具奥沙西泮作为镇痛剂、佐匹克隆作为安眠药。但请记得，安眠药永远是第二甚至第三备选，切不可作为治疗失眠的首选。在失眠症的治疗中，药物才是替代方法，不是草药植物，也不是精神疗法。

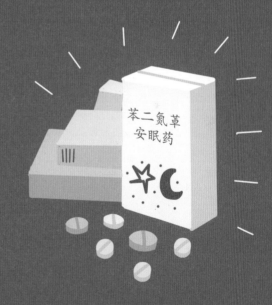

苯二氮䓬
安眠药

苯二氮䓬及催眠药[1]

苯二氮䓬类药物	半衰期 （单位：小时）	口服等效剂量 （单位：毫克）
阿普唑仑（佳乐定）	12～18	0.4
氯氮䓬	5～30	10～20
氧异安定（氯巴占）	18～42	20
氯硝西泮（氯安定）	20～40	0.5
二钾氯氮	36～200	15
地西泮（安定）	20～70	10
艾司唑仑（忧虑定）	10～24	1～2
氟硝西泮（氟硝安定）	16～35	1
氯普唑仑	6～12	1～2
劳拉西泮（氯羟安定）	10～18	1
氯甲西泮	10～12	10
美达西泮	36～200	10
硝基安定	15～38	10
去甲西泮	36～200	7.5～15
奥沙西泮（舒宁）	5～12	10～25
普拉西泮	36～200	20
替马西泮	8～22	10～20
唑吡坦（思诺思）	2	10
佐匹克隆（唑吡酮）	5～6	7.5

---

1 本表格结合中国实际用药情况做了调整，个别内容保持原译文。——编者注

现在，想必各位已经清楚苯二氮䓬类药物的弊端，尽管此类药物早已更新换代，依赖性已没有过去那么强，但对身体的消极影响依然存在。当然也有例外，一位年纪很大的朋友二十年来每天服食半片佐匹克隆，雷打不动且乐在其中，但她并不增加剂量。对此类情况，我也不会横加阻拦，逆她之意强行停药。

其他助眠药物

若使完所有助眠手段，甚至还用上了传统安眠药后，患者依然无法入睡，那我们势必会求助其他产品。

安定药或抗精神病药，如氰美马嗪、左美丙嗪

尽量别用！此类药物会阻断多巴胺分泌，阻断你的快乐，让创

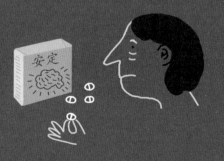

造力、生活中的喜悦欢乐皆不复存在，从而使人陷入抑郁、体重增加、变傻中。抗精神病药，正如其名，仅限于精神疾病的治疗。

抗组胺药

很多时候，抗组胺药都是隐藏的安定药，因而也不可用。其中也有一些非常温和的品种，比如属于非处方药且容易戒断的苯海拉明，不过也是少用为妙！还有安他乐，同样属于容易戒断的品种，但其抗胆碱能的作用会损伤记忆，一般不建议老年朋友服用。

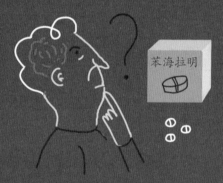

抗抑郁药

若你的失眠十分顽固，百般尝试铲除不得，那只能寻求这根最后的救命稻草，不过在使用前必须做好充分准备，比如一定要做心电图检查，以防服药引起心

律失常，最终导致栓塞。在各类抗抑郁药中，依我之见最常用的有以下几种：

阿米替林：呈颗状，可按最小剂量开方。我有部分患者睡前只服用一颗甚至半颗（即倒一杯水，放入一颗，待药物溶解后倒掉半杯水再服下）。多虑平及马普替林也可按此法服用。和所有三环抗抑郁药相同，服用阿米替林后也会出现口干、便秘、视力模糊、急性青光眼、体重骤增及排尿困难等不良反应。甚至于，服药造成的排尿困难还会导致患有前列腺疾病的男性出现尿潴留。

氟伏沙明：是一种新型羟色胺再吸收抑制剂，具有镇静作用，与前代相比具有更好的耐受性，但也承袭了相同的不良反应。

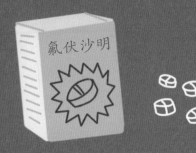

曲唑酮：很遗憾，此药因严格的财政规定而已退出法国市场多年，但仍可见于所有周边邻国及北美地区。此药的优点是，兼具镇静和抗抑郁功效，不影响性

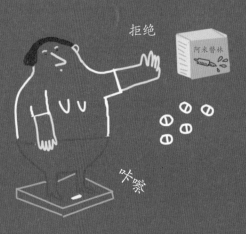

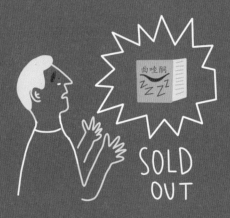

欲；但不良反应为，会造成体重增加。如若需要，可以请医生开具处方后去国外购买，但如果医生太年轻，可能会因为不认识此药而拒开，若真如此，也要理解。

最后要介绍一种新型催眠药，就是已在美国获批进入市场的**苏沃雷生**。不同于所有榜上有名的助眠药物，此药不再作用于GABA（主要的中枢神经递质），而是能够阻断觉醒的神经激素下丘脑泌素。不过，由于我个人尚未开过此药，因此无法做出评价。

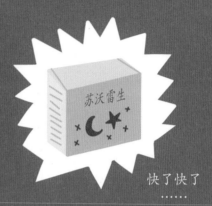

快了快了
……

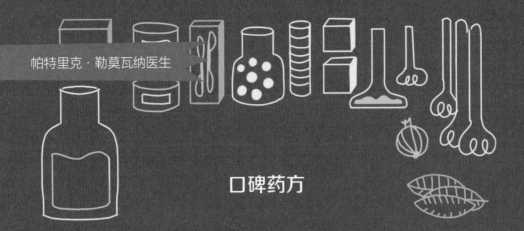

口碑药方

按章开方的医生少之又少，言下之意就是学识广博，敢开冲剂、精油、精华或将各类具有镇静功能草药一起开成十全大补方的医生太少了。真是这样吗？大错特错！如果各位阅读了前面章节，了解了睡眠的益处及失眠和睡眠不足的弊端，也就能够明白原因很简单：依靠服用安眠药睡觉其实不算睡觉，无非是一种轻度麻醉，而麻醉造成的意识短暂丧失让人能暂时摆脱失眠的苦海。但我还是很担忧（是的，我还是要说），这不是真正的睡眠！

因为和自然睡眠相比，这些人为睡眠很可能带来死亡率升高或精神病等，比如阿尔茨海默病等。是的，身为医生，我们常常因看到长期服食安眠药的患者身上出现此类"恶果"而惋惜。

所以，如果真的想吃一片帮助睡眠的药时，该怎么办呢？我想说，我们是否能找一种符合药典规定的疗法，然后科学入睡！答案很简单，只有两种：褪黑素和植物。

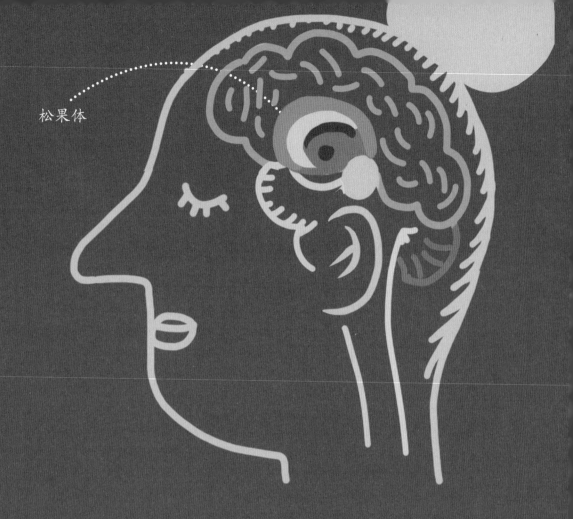

松果体

褪黑素

这是一种分泌于大脑幽暗处的激素，因为各路媒体的成功宣传而名声大噪。但注意！褪黑素并非睡眠激素，它只是一种睡眠信号激素。每天晚上，它都提醒我们"睡觉时间快到了"。当然，因此也能帮助我们找到真正适合自己的睡眠时间！

若想分泌褪黑素，不能靠睡觉，而是置身于一个半明半暗的环境中；反之，若想抑制分泌，则置身于光线充足的环境中即可。所谓光线充足指两种：一是白天的阳光或特殊的灯光；二是晚上电子屏幕发出的蓝光。蓝光与红光不同，会瞬间阻断褪黑素分泌。各位家长，如果你的孩子因为家中开着小夜灯而哭闹——就像你没道晚安，孩子也会哭闹一样，那么，请记得一定选购光照强度小且以红光为主的小夜灯。

褪黑素，此种神经激素有个十分惊人的特点，它与皮质醇或胰岛素等其他激素不同，服用后不会阻碍其本身的分泌。因为褪黑素不存在反馈调节，且自身没有毒性，所以完全不会对身体造成伤害。因而，即便长期大剂量服用褪黑素，也不会对负责分泌褪黑素的松果体造成丝毫影响。

褪黑素也不同于安眠药，它并非那种无论愿意与否都会迫使你进入睡眠的强力药物。相反，褪黑素是一种温和疗法，能帮你在万事俱备的条件下唤起睡意。所以从本质上说，褪黑素是一种特别环保的激素。

褪黑素的无毒性是明确的。举个例子，荷兰曾做过一个实验，以用来调整时差的最小剂量0.5毫克褪黑素作为避孕药，对5000名女性进行了长达5年的测试，又以75~300毫克不等的剂量对12名女性进行了为期4个月的测试，结果未发现任何不良反应。只能说，褪黑素起码在理论上可能具有避孕作用。

还有一点必须清楚，褪黑素服用后最多30分钟就被机体很快破坏，故而我们说，褪黑素首先是给人体发射的信号，而非某种替代疗法。从这点上看，褪黑素不良反应极小，几乎和安慰剂不相上下。所以大家也很少会听到服用褪黑素之后出现疲劳、嗜睡（可能性微乎其微）、头痛以及其他综合征，要我说，若真有，责任也并非药物本身，而是睡眠时间过长引起的（会使人连续几日内感觉疲惫，这点大家应该都知道）。

使用褪黑素的过程中唯一可能引起的安全性问题在于，它会稍稍刺激体内酶的分泌，尤其是增加肝酶的分泌，从而影响其他药物的疗效。尽管在我看来这点完全不碍事，但出于保险起见，我们还是会建议正在服用抗凝药的患者检查一下血浆凝血酶原。因为毕竟还有一种名为"蝴蝶效应"的现象。

褪黑素普通片

此类褪黑素运用范围最广，尤其用于患有入睡困难和/或（因时差、夜班、倒班等引起的）睡眠障碍的年轻人。个人建议，可在睡觉前 20~30 分钟服用，剂量则可从 0.5 毫克逐步提升到 5 毫克，不必有心理负担。我还是那句话，褪黑素无毒性。况且可以请医生开好精确的剂量，然后再去药房配药。

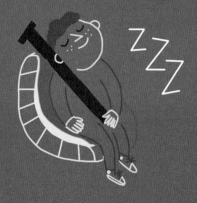

褪黑素缓释片

褪黑素缓释片种类较为多样。

在法国，2 毫克褪黑素缓释片（Circadin）是处方药，仅在药店有售。但有趣的是，它一般不在医保报销范围内，除非用于治疗某些儿童罕见病，如瑞特综合征[1]或自闭症等。因为一旦罹患此类疾病，患儿的行为就会十分惊人，孩子饱受折磨。研究人员专门研制出了一种褪黑素片，能模仿人体释放褪黑素的节奏，并将药效持续整晚。此类褪黑素主要适用于 55 岁以上人群，这一目标群体最能体现此类产品的效力。这么说是有道理的，因为当人到了这个年纪，松果体会逐渐钙化，分泌的褪黑素明显减少，故而可将此品作为褪黑素替代品。另外，尽管官方没有明确说明，但（根据权威反馈）褪黑素缓释片对阿尔茨海默病或其他精神类疾病夜间的躁动有极好的治疗效果。

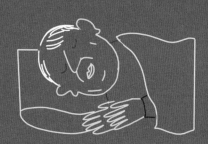

1　瑞特综合征：一种严重影响儿童精神运动发育的神经性疾病。——译者注

1毫克片。我们在药店或一些有机食品店可以买到。根据欧洲的相关规定，片剂不能超过1毫克，但这一规定细思之下令人震惊。一方面，其的确保证了药品的无毒性，另一方面却容易导致熊孩子无视用药规则一次性过度服药！不仅如此，市面上还常见双重叠加型片剂，即将一种立即见效的药物和一种缓释药物相叠加。褪黑素在所有抗氧化物质中当属见效最快的，所以制造商就曾想在褪黑素中添加维生素D、维生素E甚至镁，制成一种理论上能够抗衰老、防痴呆、防癌症的产品。但很不幸，目前没有任何研究可以证明这一设想的可行性；更何况，褪黑素作为一种天然激素，本身无法获得专利权，且没人会为了发几篇一出版就能让竞争对手立马渔翁得利的文章，自己去冒浪费几千万银子的风险。其实这方面的研究值得关注，一方面可惠及全球将近40%饱受失眠折磨的人口，另一方面还能预防神经退行性疾病及某些癌症。最后，我还要再次强调，本人不建议大家网购褪黑素，因为网售产品曾被发现含有未经许可的潜在危险物质。各位朋友，请给予你的药剂师足够的信任！

褪黑素喷雾

此品对夜间觉醒效果极佳，据说舌下喷雾可直接进入大脑。但此说法同样缺乏科学依据。话虽如此，临床上我也会建议自己的患者使用，因为他们中的很多人都向我反映说褪黑素喷雾十分有效。

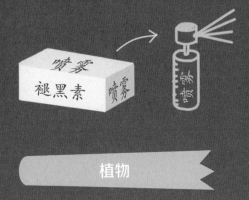

植物

这片舞台上，当是三姝并列，她们分别是西番莲、缬草和金英花。大家想必还记得前面章节提到过，几千年来植物的效用早已得到证实，疗效毋庸置疑。若还有将信将疑的读者，我很乐意替你向苏格拉底先生发条信息，问问他毒芹[1]的功效到底几何！更何况，千百万计的人都被毛地黄（毛地黄素）和绣线菊（阿司匹林）等药用植物挽救过性命。

在欧洲，使用西番莲还需申请上市许可，在部分国家如西班牙、比利时等，还需持医生开具的处方。研究人员曾通过双盲实验，将西番莲与安慰剂和奥沙西泮（一种镇静剂）在焦虑症治疗中的利弊进行了充分比较，因此，西番莲也是失眠治疗中的一种常用药物。

将植物晒干后煎服，可以充分发挥这些植物草药中的水溶性因子，增加口感（缬草除外，这个真不好喝），并能营造一种宜人的入睡仪式感。但从反面说，煎服必然会同时饮下一定量液体，而夜尿本身也是造成夜间觉醒的一大原因。

还有用新鲜药用植物制成的"十全大补方"，根据不同植物水溶性和疏水性的特点，可按标准萃取制成片剂或汤剂。一种植物的药性也取决于很多因素，比如与之搭配的药材的多样性、自身浓度（即提取方式）等，但提取方式必须取决于生产厂家。因此，在选择该类药物时必须先确定其生产厂家的提取技术、原料产地以及种植过程中是否使用了杀虫剂。

就我个人而言，我经常会将缬草和金英花（美国加利福尼亚产）搭配使用，2片量治入睡困难，1片量治夜间觉醒。

除此三姝外，有些植物同样值得拥有姓名，比如英国山楂、蜜蜂花、啤酒花、洋甘菊和椴树花叶。我有些患者的家中就植有椴树，他们将椴树叶子摘下晚上

1　古希腊伟大的哲学家苏格拉底被判处死刑，相传最后杀死他的就是一杯毒芹汁。——译者注

泡澡，如此一来可以极好地宁神助眠。

最后还要提一下精油，只是由于我个人对其不曾做过深入了解，因而从未在临床上使用。只能说，滴少许薰衣草精油于枕头上，也许有助睡眠。

 小结   优质草药

缬草、金英花、西番莲

具有传统镇神安眠作用的植物还有：
椴树花叶、啤酒花、薰衣草（尤其是薰衣草精油）、洋甘菊。

若为抑郁性失眠，则可选用：
藏红花 + 红景天
金丝桃 + 红景天

脾胃虚弱消化不良者或孕妇则可选用：蜜蜂花。

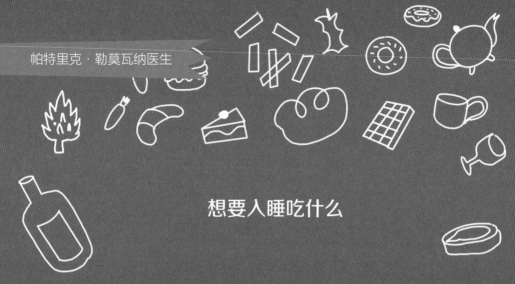

想要入睡吃什么

"早餐吃得像国王，午餐吃得像王子，晚餐吃得像乞丐。"

随着时间的推移，我愈发认定，中国先哲们的智慧是多么鞭辟入里。若你想保持身材（所有在下午四五点前吃下的东西都会随身体活动而消耗，不会令人发胖；而之后所食都会在睡眠过程中被身体储存）又想睡个好觉，那晚餐请尽量少吃。若你已然体重超标但还没到身患糖尿病的程度，那下午五点后请避免进食，远离下午茶。只此简单的方法，无须任何减肥餐，你就能收获惊喜。

肝脏的故事

从节律角度看，有一件人体器官很有意思，它是肝脏。

是，我说的就是古罗马肠卜僧用来解梦卜问凶吉的那块神奇的肉，因为古人认为肝脏的表面闪闪发光如同一面镜子。不仅如此，中国传统医学认为，若凌晨3点醒来，说明肝脏存在问题。当然，若真的差不多这个点儿就醒了，"洋蓟＋小黑萝卜"的小方子能为你轻松解忧。

我不仅是一副肝脏，
我还是一颗灵魂

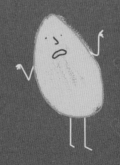

凌晨 3 点到上午 11 点，是肝脏进行蛋白质合成的时间，11点到下午 3 点，是进行糖类合成的时间。所以从另一个角度说，若想顺应天理、顺应自然，那么早餐一定要干货满满，就像英国人一样，早餐富含蛋白质，吃点蛋类、培根、奶酪等，晚餐则尽量精简，做到无肉、无奶、无糖、无腌腊制品，无论如何不能肥腻丰盛，尤其不能饮酒！最好就是一份沙拉配酸醋汁，不要放黄芥末，选择一些含糖量低的食材，再加一根富含色氨酸的香蕉以及杏仁、椰肉等。我知道，如果待客的话，这样的晚餐实在寒酸。但相信我，效果指日可待！要是晚餐大吃大喝，还在友谊的催化下开怀猛吃，除非大家像我一样有一只铁胃，否则就该吃阿司匹林止痛药了，扑热息痛也行，能降低核心温度、缓解炎症。

能吃块巧克力安慰下吗？

我的确很残忍，但真的不行。因为巧克力尽管富含色氨酸，但也含有咖啡因。我觉得，若真想吃，就画饼充饥吧。至于含咖啡因的食物（茶、咖啡、巧克力、可乐、能量饮料等），下午 4 点后请勿再食用（再早一点也最好别吃）。上了年纪的朋友，最好别碰这些东西，因为年龄的原因，你的代谢也会更慢。

晚上一支烟？你放弃吧！

只是一句"再见"

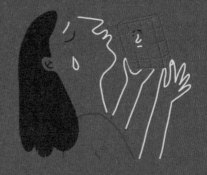

尽管香烟不属于食物，但也别再晚饭后一支烟了。更确切地说，别再抽烟了，这样做对健康更有益。

来吧，抽一支！

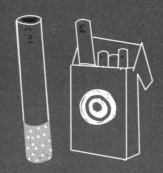

10

睡眠异常

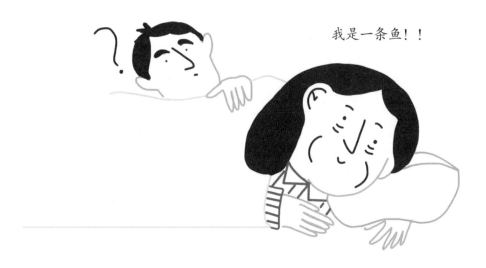

在这个"异"常的名字背后隐藏着睡眠中一系列异常的行为，它们一般很难被算作疾病，且其中大部分行为都不会对人体造成伤害。医学界通常按其发生时所处的睡眠阶段进行分类。

梦呓

最常见的睡眠障碍当属梦呓，俗称"说梦话"。全世界 2/3 的人都会说梦话。大多数的梦话均出现于浅睡眠阶段，尤以觉醒后复入睡时最为多见，但也可见于深睡眠和异相睡眠阶段。梦话的语言难易程度因人而异，差异巨大。有时，睡梦中的人说的梦话会被身边人听到，于是二者进行对话，但内容画风会很快变成超现实主义。

"窗帘在哪儿？"睡着的人问。"什么窗帘？"妻子以为他还醒着，于是问道。"就是那些树的窗帘！"睡着的人回答。

梦呓很少会每天出现（全世界只有 1.4%），焦虑、发烧、疲劳和酒精刺激较容易引起梦呓。

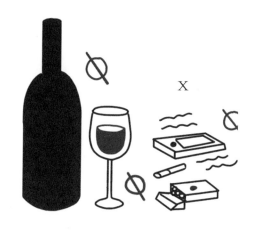

目前，针对梦呓没有专门的治疗方法。一般我们建议患者养成良好的睡眠卫生习惯（尤其是良好的作息习惯）以及健康的生活习惯。

慢波睡眠中的睡眠障碍：梦游、夜惊、遗尿

如题所言，这些障碍一般出现于慢波睡眠，尤其是慢波睡眠中的深睡眠阶段。

治疗慢波睡眠阶段的障碍，首先必须养成健康的生活习惯，同时让患者明白，睡眠不足、心血来潮进行剧烈的体育运动（没有运动习惯的人突然进行体育活动等）、饮酒以及焦虑，均易导致此类障碍。发烧也会加剧睡眠障碍的出现。

我们还会建议患者午睡，通过午睡来减轻当天晚间睡眠的压力，降低深睡眠的时长比例；建议患者养成规律的"睡眠 – 觉醒"节律；同时，最好以周为单位平均分配身体锻炼和体育活动的时间，而非将所有锻炼都压缩在一天之内；最后还要戒酒，并进行焦虑情绪管理。

• 梦游症

梦游，顾名思义即"睡梦中游荡"，是一种出现于睡眠阶段的复杂行为，但睡眠者在觉醒后一般对梦游一无（或很难）所知。

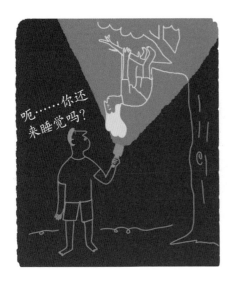

呃……你还来睡觉吗？

梦游场景一般如下：患者会从睡梦中突然坐起，下床，四处游荡，并做出一些生理行为，有时这些行为还比较复杂，如进食、说话等，该场景通常持续几秒至几分钟不等。梦游时，患者的眼睛是睁着的。若身边人尝试与他说话，患者一般不回答或回答得十分含糊。

很长一段时间内，大家都认为梦游中的人是不会做梦的。但医学界注意到，在一些简短的梦的记忆中，睡眠者本人或其身边人会身处险境（如身陷火海或坠下悬崖等）。

将梦游者从梦游状态中唤醒对其本人并无危险，但若其醒来时思维过于混乱则的确存在风险。尤其是孩子，可能会试图挣脱将其唤醒的人（由此造成受伤、跌倒或磕碰等意外伤害）。

梦游症一般发于孩提时代，到青少年时期逐渐消失，但也见于成人。此症具有遗传性，故而我们经常在同一家族中发现很多梦游症患者。梦游症一般对身体无害，但若持续时间过长并使患者置身险境（如翻墙），或发作过于频繁（如每周多次），则会造成潜在的伤害。若梦游症较为严重，并伴有一定程度夜惊，作为家人就必须采取措施，尤其记得给卧室的门窗上锁。若此法依然不见效，就必须就医。褪黑素和安眠药对梦游症的治疗十分有效。

意识模糊性觉醒

此乃梦游症的一个变种，该类患者会说出含混的、语义不连贯的话。梦游症、夜惊症和意识模糊性觉醒均发生于深睡眠，故而多发于睡眠的前三分之一阶段。这也就解释了，为何患者醒来后对以上行为一无所知，因为这些行为发生时，其正处于睡眠之中。

• 夜惊症

此症患者会突然从床上坐起或站起，发出恐怖的尖叫，面露惊恐之色，并伴有出汗、心动过速、呼吸急促等症状。次日起床后，患者一般对此事一无所知，或像梦游症一般，仅能凌乱地回忆起一些骇人的梦（如黑衣人、狼、持刀的人、火灾等）。通常，若患者为儿童，一般都会（误）认为他只是单纯做噩梦，从而将他唤醒或试图安慰他，但实际上，孩子正在睡觉，只是面色惊恐而已。

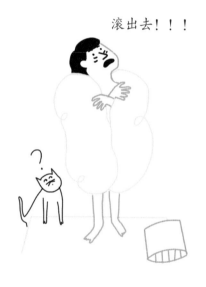

滚出去！！！

和梦游症一样，夜惊症也常起病于儿童期，青春期后逐渐消失，但也见于成人。

• 遗尿症

即在熟睡时排尿，常见于儿童。部分心理学家认为，遗尿是儿童对某一过于狭小空间（通常为家中某处）恐惧的表现。医学界一般将孩子从出生就有遗尿的情况称为原发性遗尿，若停止遗尿一段时间后再次出现遗尿，则称为继发性遗尿。引起继发性遗尿症的原因通常有弟妹出生、父母离婚等。此症一般在孩子 5~7 岁自动消失，如果病症持续，则需及时就医。

遗尿症一般发生于浅睡眠阶段，但也可见于异相睡眠阶段。

治疗此症，需注意控制晚间饮水量，避免饮用碳酸饮料，睡前排空膀胱内尿液。家长还可以提前做好准备工作，准备好替换的床单被罩；若是稍大的孩子，则可锻炼其自己动手整理床铺。遗尿症也可使用药物治疗，但其中有些药物会阻断排尿，因此使用前必须遵医嘱。心理疗法同样有效，父母对孩子的引导至关重要。

在一起已经
6 个月了！

是，但我好紧张！

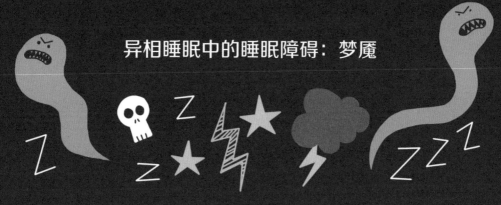

异相睡眠中的睡眠障碍：梦魇

夜半惊醒，汗流浃背，气喘吁吁，惶恐不安……"梦魇"，又称噩梦，该词法语写作"cauchemar"，其文学内涵为"令人难受的魔鬼"。梦魇最突出的一点就是，睡眠时感觉有一个难受的东西压在上腹部，让人动弹不得，呼吸不能。

异相睡眠阶段最常见的睡眠障碍当属梦魇。梦魇是指梦见令人痛苦或害怕的内容以至于突然惊醒，同时伴有强烈的恐惧，甚至出现植物神经反应（如心跳加速、呼吸加快等）。经历过的人常常将早晨醒来后尚能记起的痛苦、恐怖的梦叫"梦魇"，但他们并没有从这些梦中惊醒，故而其严格意义上并不能称为"梦魇"。这点和慢波睡眠阶段的睡眠障碍不同，梦魇患者能对刚刚经历的梦境保持持久而鲜活的记忆。

因为梦魇发生于异相睡眠阶段，故而会在 1～1.5 小时后的睡眠中再度出现，致使旁人往往将其与夜惊相混淆。但由于异相睡眠在后半夜睡眠中所占比例较高，所以梦魇发生于后半夜的概率更高。

各位，若你的梦魇（也就是做的噩梦）是孤立的，那实属正常现象，无须担忧。若同一个噩梦一夜数度、一周数夜缠绕着你，那就是创伤后应激障碍的标志。曾经有多位患者前来咨询我，说自己被可怕的噩梦纠缠得睡不好觉。对于此类情况，一般可采取心理创伤治疗，但此法也并非包治百病。若患者曾遭受过心理创伤，以至于夜晚反复出现令人惊恐的噩梦，白天创伤性片段不自主"闪回"，并伴有抑郁、酗酒、自杀自伤、滥用成瘾药物等行为，这就说明患者已发展成创伤后应激障碍（PTSD）。此症会摧毁患者及其家人的正常生活，因此必须严肃对待。

治疗梦魇的方法之一是，要求患者将梦境内容尽可能详细地书写下来，然后（一般书面）创作出一个圆满的、令人愉快的结局。

儿童梦魇

出现梦魇，或者说做噩梦，再正常不过。怕狼、怕鬼、怕老师、怕同学、怕电影里的坏人……都很正常，而且噩梦还是消解这些害怕因素的一大方法。若孩子经常重复做同一个噩梦，家长则可以要求其将梦境写下来或画出来，再给故事编写一个圆满的结局："狼在身后追着我，它抓住了我，想把我吃掉。但此时，善良的猎人出现了，他把狼杀死了或赶跑了……"有时，生活中的变故也可能造成儿童梦魇，如父母离婚、搬家、换老师，也可能是父母中的一方遭遇失业或身患疾病。遇此情形，家长需做好与孩子的沟通和安抚工作，有必要的话还要带孩子去咨询心理医生。

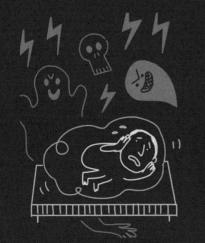

EMDR 疗法及其益处

在法国，大部分公立医疗机构（如国立精神病院、法国健康高级总署等）经常使用 EMDR 疗法治疗战争老兵（如海湾战争老兵）的精神创伤。EMDR 的英文全名为 Eyes Movement Desensitization and Reprocessing，取其首字母缩写，中文意为"眼动身心重建法"。此法演变于催眠法，连接了精神分析法和认知行为疗法，并在一定程度上借鉴了海德格尔的分析法，若弗洛伊德还在，肯定也会十分欣喜地投身于这项研究中去！的确，EMDR 疗法可以迅速治疗神经官能症——也就是如今所说的创伤后应激障碍。此疗法的操作原理如下：让患者尽可能地调动五官（宣泄），如实回忆自己所遭遇的创伤，最终使大脑将不适经历顺利"消化"。

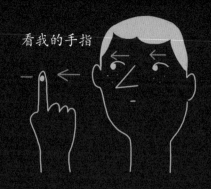

看我的手指

EMDR 疗法，1987 年由美国旧金山的心理学家弗朗辛·夏皮罗创立，大卫·塞尔旺－施莱伯将其引入法国。其后，法国国家健康与医学研究院（INSERM）进一步发展此法，最终在 2007 年法国健康高级总署将之列为创伤后应激障碍推荐疗法。

EMDR 疗法的治疗程序

EMDR 疗法好比一把手术刀，先直切痛苦的脓疮，切完后再对脓液进行引流。此法在下刀之际的确会痛苦一时，但几日后，最深重的创伤就会消散殆尽。

EMDR 疗法的关键在于要让患者迅速置身于另一种意识状态下，让其一帧一帧回想自己经历过的创伤场面；同时，治疗师可用一根手指、一根小棍子或屏幕上的一个点，也可通过交替敲击双膝外侧或在患者左右耳边交替发出声音，交替刺激患者左右半脑。总之，一定要做到使大脑的左右半区轮流受到刺激。当我们极其精准地发现患者受创最深的点究竟在何处时，结果往往是惊人的。

我曾接诊过这样一位患者，是位年轻女性，因遭遇持械抢劫而受到精神创伤，她是这么对我说的："商店遭劫那天，我应该去了警局。但是惊恐之下，我怎么也想不起来歹徒拿的是哪种武器，也想不起来他们头套上嘴巴的位置有没有开口……但现在我能把细节都想起来了，我知道他们手持短突击步枪，头罩只有眼睛部位有开口！"

大脑如何治疗精神创伤？

其实，多数情况下，我们都能够很快消解生活给身心带来的疲惫和忧伤。比如，我的膝盖不小心在沥青路面上磕破了，如果我没有糖尿病，那一两个星期后磕破的伤口就能结痂，不会留下什么疤痕，最多在皮肤上留下一个粉红色的小印子。但如果我摔断了腿，那可能就得去看医生（打石膏），甚至动手术了（打钢钉、上夹板）。

如果我遇到了烦心事，比如和同事起了冲突，我可能会生气、会烦恼、会产生负罪感或者会灰心丧气，我甚至还会做几场噩梦。但几天后，当事情解决了，我们又会相逢一笑泯恩仇，此前的种种不快彻底烟消云散。又如果，我遭遇了持枪抢劫或绑架或交通事故，无论我是被救的那个孩子，还是参与营救着火车辆中烧焦尸体的消防官兵，我恐怕都需要几个月时间才能从创伤后应激障碍中走出来。甚至我的大脑还无法独自消解这些可怕场面带来的伤害，所以我还得寻求帮助。

其实，更形象地讲（但这不算比喻，我是认真的），我认为对右撇子而言，那些"滚烫"的

情感信息首先会储存于右脑，然后再被加工并转移至左脑。在那里，这些信息会被剥去所有感性的内容，然后分类归档，作为记忆被保存下来。之后一旦有需要，这些记忆信息又可能被调出来。它们没有被遗忘，只是被雪藏而已，与"创伤"一词不能同日而语。

睡眠阶段，尤其是异相睡眠阶段（即做梦），是我们的大脑进行信息处理的时间段。大脑会将接受到的所有信息进行下载，就如同我们在网上下载邮件附件一般，按照从右脑到左脑的顺序进行储存、整理和归档。可能正因如此，所以我们常常接连好几夜梦见烦心之事，有时甚至会做

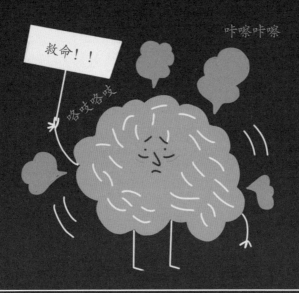

噩梦。所以老一辈精神学家总说，梦是"创伤分解者"。这话实在精辟，因为这类梦往往映射着我们的大脑为"消化"创伤做出的努力。如果同样的噩梦夜复一夜纠缠着你，而且觉醒后噩梦还会闪回，那就说明尽管大脑很努力，但信息下载依然以失败告终。若这些过于直观生动、刻骨铭心的记忆反复地、不断地涌现，还会使人陷入极度焦虑，由此自动疗愈创伤已希望渺茫。此时的情形就好比附件（创伤）过大，邮件出现了Bug，无法发送，大脑的软件开始死循环。这种情况就必须进行精神"外科"手术。当然，和所有外科手术一样，这类手术同样令人十分痛苦。

但从另一个角度想，精神创伤好比一个隐藏的毒瘤，时不时裂条口子，时不时流点脓（这里流的是夜晚的噩梦和白天的闪回），一旦失控，则会恶化成败血症（这里则是抑郁症）。

异相睡眠行为障碍

和梦魇相比，此类行为障碍较为罕见，一旦出现即属于疾病范畴。

若要了解这一疾病，必须先回顾一下异相睡眠的生理状态：多梦、肌肉失去张力（其中包括受意志支配的骨骼肌）。由于肌肉失去张力，梦只能发生于头脑中，并不能付诸行为。所以我们往往忽略了，梦和相关的行为为何会"失联"。

但随着人步入老年，尤其是男性，肌肉和梦之间的"失联"关系逐渐失效，甚至完全失灵。患者会（无意识地）展露才华，顺着梦的指引进行活动。于是乎，一位梦见正在打拳的人会真的挥出拳头。类似行为通常造成的后果就是，弄伤自己，或弄伤枕边人。

这类梦境往往是激烈的，或是独自一人面对一个或几个歹徒，或是亲朋身陷险境需要挺身而出。

一旦出现异相睡眠障碍需立即就医或接受神经测评。治疗此病需使用大剂量的褪黑素或某些安定类药物。但无论采用何种疗法，身为家人都要将卧室所有可能引起受伤的物件（如床头灯等）搬走，以保证患者安全。对病情较重者，应将其睡觉的床垫直接铺于地上，并在床头和床两边也铺设垫子进行保护。

其他睡眠障碍

• 磨牙症

磨牙症即在睡眠时磨牙齿，一般是传统的"磨牙型"（即内侧门牙如同在推磨）。还有一类也较为常见，称为"紧咬型"，即将牙死死咬紧。紧咬牙会压迫牙周韧带，从而造成疼痛。

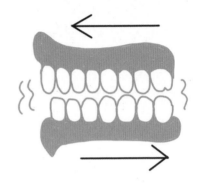

• 节律性运动障碍

节律性运动障碍指发生于入睡时或睡中短暂觉醒期的一些奇特行为。这些行为具有重复性、规律性，好像在摇晃身体，可助人入眠。多见于儿童，偶可见于成人。

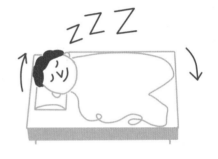

• 睡前撞头

孩子卧位时呈双下肢跪位，上身前后位摆动，头部不断撞击床板。父母往往被这种有规律的撞击声惊到（甚至吓到）。有时，若孩子的撞头行为过于激烈，父母常会误认为孩子得了自闭症。实际上，此症只是孩子利用惯性，通过摇晃身体帮助自己入眠的一种方法（当然，此法过于惊人），对身体完全无害。

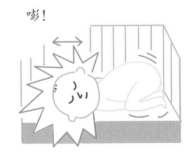

嘭!

· 睡前摇头、身体摇摆

此二者是睡前撞头的变种，但较温和（不发出声音）。初级阶段表现为全身左右不停摇摆；次级阶段表现为头部左右不停摇摆；终极阶段则为身体前后不停摇摆。

但有时，节律性障碍仅限于双脚不停互相摩擦，或单脚不停摩擦床铺。治疗睡前撞头仅需将床垫直接铺在地上，使床失去高度带来的惯性，孩子也就自然而然失去了摇床的兴趣。

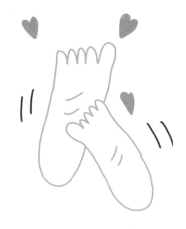

对于其他的节律性运动障碍，目前还没有特别的疗法，但请各位家长放心，此类障碍均对身体无害。

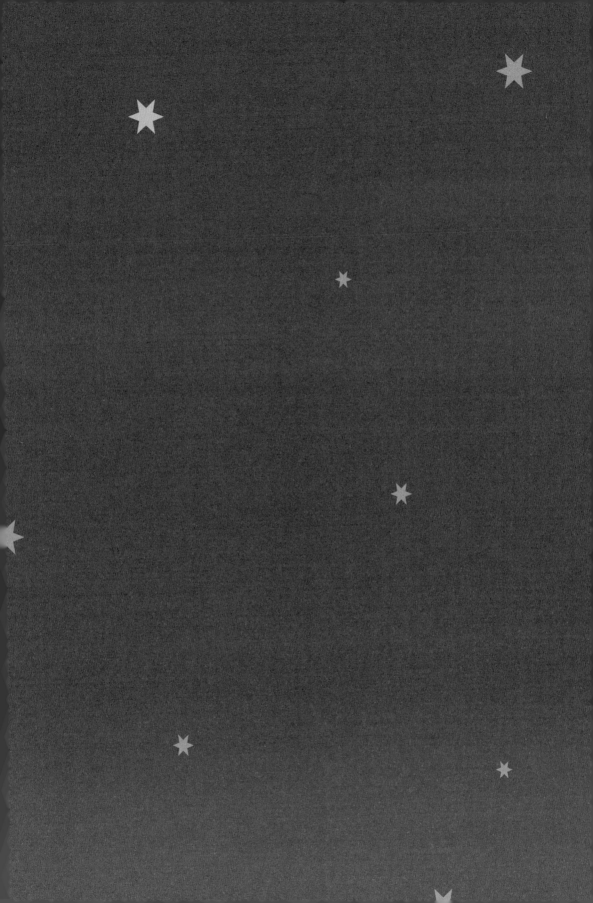

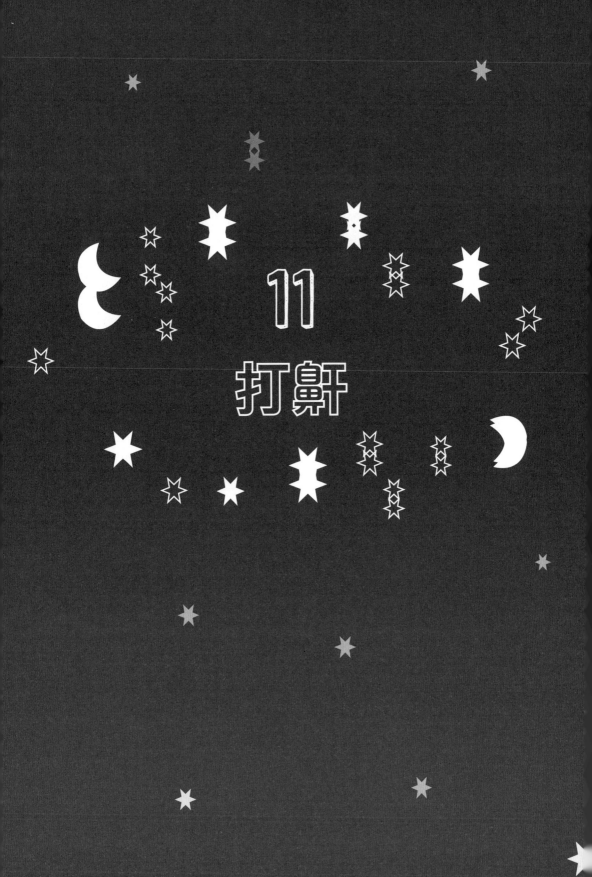

11
打鼾

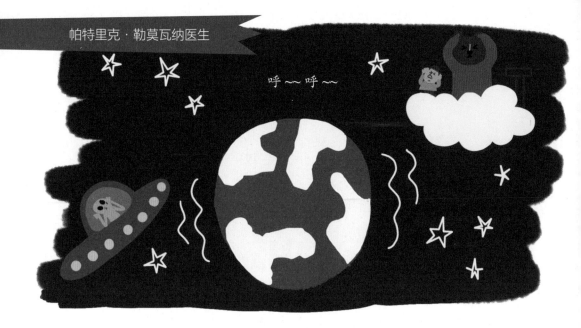

你尝试过口头制止，尝试过拍手制止，但都毫无用处。你的枕边人鼾声依旧。要是第二天吃早饭时忍不住抱怨，那得到的通常是反唇相讥："你也打，你知道不？"

 ## 谁在打鼾

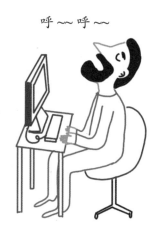

每个人在疲劳、感冒或喝多后都会打鼾，而全球约 40% 的四十岁以上人群都打鼾。有些人只在坐着睡觉时才会打鼾，有些人只在仰卧睡姿时会打鼾，还有些人则在任何睡姿下都会打鼾。若鼾声只是偶尔出现且声音较轻，实属正常，至多枕边人可以买些耳塞。但若鼾声如雷，那一则会造成打鼾者自身疲劳；二则会影响枕边人，使其出现耳鸣甚至头晕等不适。若打鼾者还伴有呼吸暂停，则必须接受睡眠记录检查，因为睡眠呼吸暂停综合征乃重疾。

首先，必须确认打鼾者是否伴有睡眠呼吸暂停综合征。这一步仅需耳听眼看即可，身边人可观察其在睡眠过程中是否出现如下现象：鼾声骤停，短暂平息后复起一声响亮的窒息声。若有，必须禁止打鼾者在晚间饮酒，且不能服食镇静类药物（若为药物作用引起的话）。因为这些也会引起打鼾。

打鼾者还需适当减肥。有时，哪怕减一千克也会造成天壤之别：有些朋友体重 79 千克时打鼾，一旦减到了 78 千克，就不再打鼾了。

此外，还要观察打鼾者是否只是在某些特定睡姿时才会打鼾，如仰卧、坐卧等。若是，则可采取一些措施，比如在睡衣背后缝若干口袋，袋中装几只网球；反穿胸罩也可（女性朋友可用，男性朋友则可穿太太的），并在罩杯中各塞一只网球，此法十分有效。还可买一根浮力游泳棒，按肩宽裁剪，夹在两层 T 恤衫之间穿在背上。但无论如何，以上这些方法都十分性感！

最后，若以上方法用尽，无一奏效，鼾声故我，请务必咨询医生，并购买下颌前移矫

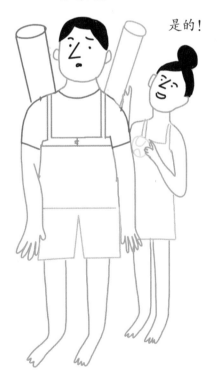

正器。这是一种口腔矫正器，每天夜晚睡觉时佩戴，通过抵住上颌，将患者的下颌推进至一个适当的前伸位。但请注意，这种矫正器需依靠健康的牙齿固定，上颌牙齿缺损者（至少需要 3 颗健康的牙齿）慎用。使用前请咨询牙医。

除上述方法外，其余方法除了掏空你的钱包外，一概无效。

打鼾，乃轰鸣的睡眠。

——儒勒·列那尔

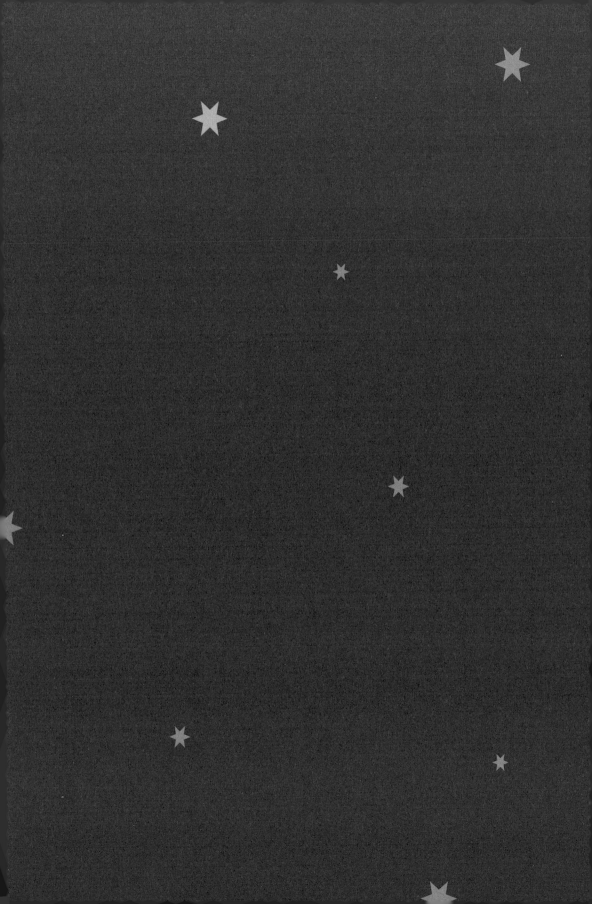

12

当睡眠被打乱

上夜班、跨境长途旅行、冬夏令时转换……面对种种变化，我们的机体能在短时间内展现出惊人的适应能力，可一旦战线拉长，机体的局限性也暴露无遗。睡眠颠倒混乱，虽短期看不出对身体的影响，但若长期处于混乱状态，则会带来很多可怕的疾患。

我半夜工作，白天也补不了觉

人类是昼出夜伏型动物，所以，昼伏夜出加夜班并非人类之天然属性，且无论我们之后如何弥补，都会造成睡眠的缺失。我们也可以尽力降低身体的疲劳度，但疲劳无论如何还是存在的，还会增加患乳腺癌、消化道癌症的风险。况且，睡眠不足必然伴随着褪黑素不足，而褪黑素有着抗氧化、抗癌的功效，还能促进身体 DNA 在夜间的修复。关于熬夜，大家一定要清楚一点，只有"夜猫族"，尤其是那群短睡眠者，才能更好、更长久地坚持开夜车。若你属于长睡眠者且还是"早鸟族"，那请尽量不要选择需要熬夜加班的工作。若你是被迫加班，也请尽量避免。按照医生的说法，睡眠不足的隐患会在 5 年后逐渐浮现，如发生车祸或工伤事故，出现工作失误，经常缺勤，出现睡眠或觉醒障碍，以及患上焦虑、紧张、抑郁、溃疡、心血管疾病或免疫系统疾病等。

我要倒时差

我经常东奔西跑，但并不是去度假，而是工作。这样频繁的倒时差最终会对身体造成伤害。而且这种伤害对生活更规律的"早鸟族"而言威力更猛，"夜猫族"则对时差的适应能力较强。短时间内进行跨时区飞行会造成一系列症状，统称时差综合征。

由于人体强迫自身保持清醒比强迫进入睡眠更容易，因而往西走的旅行比往东走要轻松一些。通常跨越 3 个时区后，时差综合征开始显现，时差达 6 小时后症状逐渐明显，一旦时差高达 9 小时，人就会感觉非常难受。通常我们的身体需要 2~3 周时间才能彻底融入新环境。但并非每个人都是空中飞人，所以调时差的方式也因人而异。一般来说，"夜猫族"和短睡眠者比"早鸟族"和长睡眠者更适合坐飞机、更容易倒时差。若是往西旅行，时差综合征的标志就是早醒，而往东旅行则是失眠及夜间睡眠中多次觉醒，白天则容易出现疲劳、昏昏欲睡等症状。此外，还会出现消化系统紊乱（如腹痛、腹泻、便秘、恶心等）、头疼、眩晕等不适症状。

冬夏令时

自从 1975 年雷蒙·巴尔[1] 想出了这个好主意，法国也和世界上很多国家一样，每年需要调整 2 次时间（分别为 3 月和 10 月的最后一个周末）。冬夏令时 1 小时的微调，除了对百分百"早鸟族"外，对身体健康的人群不会有任何影响。"早鸟族"朋友若真想躲开冬夏令时调

1　雷蒙·巴尔（1924-2007）法国政治家、经济学家，1976~1981 年任法国总理。
——译者注

整，可以前往与巴黎本就存在 1 小时时差的伦敦暂避。

然而，对于"早鸟族"朋友、失眠的朋友、容易抑郁的朋友和患有季节性抑郁症的朋友而言，每年进入冬令时，就会出现疲劳、嗜甜，甚至情绪低落等异常情况，时间可长达 1~2 周。鉴于此，各位朋友可以提前 2 周为进入冬令时做准备，比如每两天往后推迟 10 分钟上床睡觉，让身体逐渐适应时间的回拨。同时，早晨多和阳光亲密接触，若逢雨天则可使用特质灯具点亮生活。

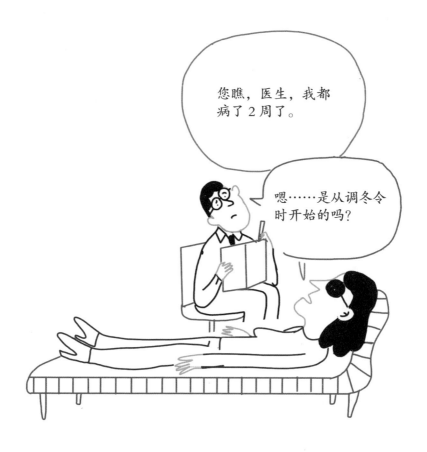

我们要好好睡觉，
来给梦腾出空间。

——艾瑞克·欧森纳

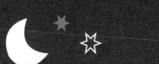

附录

睡眠日记

如何填写睡眠日记

睡眠日记需每日填写2次：

- **早晨醒后**，记录夜间睡眠状况；
- **晚上睡前**，记录白天身体状况。

早晨，标注日期（例如，6月5日至6日夜）。

- 用向下的箭头表示上床时间（即便是上床看书或看电视）。
- 用向上的箭头表示最终起床时间，或夜间某次起床时间。
- 用阴影画出睡眠时间。若半夜觉醒，并感觉不适，应将阴影中断，并标注觉醒时间。但仅需标注大概时间段即可，并非让大家确切到几分几秒。
- 填写右侧栏目，准确记录夜间睡眠质量及觉醒后的身体状况（等级分别为：很好、好、一般、差、很差）。
- 注明是否服用药物，或发生了某些会对睡眠造成影响的事件（例如晚间进行运动、头疼、发烧等）。

晚上：再次填写。

- 注明是否睡了午觉，若是，用阴影画出（与标注夜间睡眠的方式相同）。还可标注嗜睡时间，用字母"S"代表。
- 最后，整体评价自己白天的身体状况。睡眠日记需至少坚持记录3周。若这段时间涵盖了工作阶段和度假阶段，日记的信息量将更加完整丰富。

睡眠日记

日期	小时																						
月 日至 月 日夜	19	20	21	22	23	00	01	02	03	04	05	06	07	08	09	10	11	12	13	14	15	16	17	18

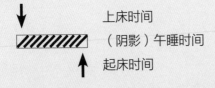

上床时间

（阴影）午睡时间

起床时间

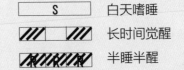

S　白天嗜睡

长时间觉醒

半睡半醒

评价（很好 – 好 – 一般 – 差 – 很差）			
睡眠质量	觉醒质量	白天身体状况	治疗及注意事项

睡眠日记设计：墨菲系统[1]

www.reseau-morphee.fr

经墨菲系统授权，本书略有改动。

1　墨菲系统：法国一专门关注慢性睡眠障碍康复治疗的卫生组织。——译者注

睡眠日记

日期	小时
月　日至　月　日夜	19 20 21 22 23 00 01 02 03 04 05 06 07 08 09 10 11 12 13 14 15 16 17 18

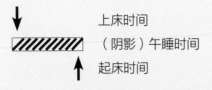

上床时间

（阴影）午睡时间

起床时间

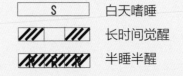

S　白天嗜睡

长时间觉醒

半睡半醒

评价（很好 – 好 – 一般 – 差 – 很差）			
睡眠质量	觉醒质量	白天身体状况	治疗及注意事项

睡眠日记 🌙⭐☆

日期	小时
月　日至　月　日夜	19 20 21 22 23 00 01 02 03 04 05 06 07 08 09 10 11 12 13 14 15 16 17 18

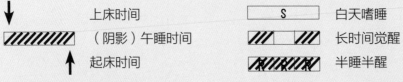

↓	上床时间	S	白天嗜睡
▨▨▨	（阴影）午睡时间	▨　▨	长时间觉醒
↑	起床时间	▨▨▨	半睡半醒

评价（很好－好－一般－差－很差）			
睡眠质量	觉醒质量	白天身体状况	治疗及注意事项

睡眠日记

日期	小时																								
	19	20	21	22	23	00	01	02	03	04	05	06	07	08	09	10	11	12	13	14	15	16	17	18
月　日至　月　日夜																								

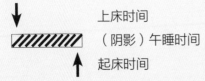

↓　　上床时间

////////　（阴影）午睡时间

↑　　起床时间

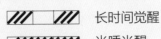　白天嗜睡

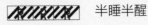　长时间觉醒

　　半睡半醒

评价（很好－好－一般－差－很差）			
睡眠质量	觉醒质量	白天身体状况	治疗及注意事项

睡眠日记

日期	小时
月　日至　月　日夜	19 20 21 22 23 00 01 02 03 04 05 06 07 08 09 10 11 12 13 14 15 16 17 18

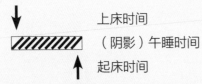

上床时间

（阴影）午睡时间

起床时间

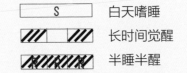

S　白天嗜睡

长时间觉醒

半睡半醒

评价（很好 - 好 - 一般 - 差 - 很差）			
睡眠质量	觉醒质量	白天身体状况	治疗及注意事项

睡眠日记

日期	小时
月 日至 月 日夜	19 20 21 22 23 00 01 02 03 04 05 06 07 08 09 10 11 12 13 14 15 16 17

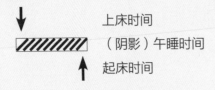

↓　　　上床时间

（阴影）午睡时间

↑　　　起床时间

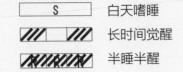

S　　　白天嗜睡

长时间觉醒

半睡半醒

评价（很好 – 好 – 一般 – 差 – 很差）			
睡眠质量	觉醒质量	白天身体状况	治疗及注意事项

图书在版编目（CIP）数据

拯救睡眠 /（法）帕特里克·勒莫瓦纳主编；晏梦捷译 . — 北京：中国轻工业出版社，2019.7

ISBN 978-7-5184-2484-9

Ⅰ . ①拯… Ⅱ . ①帕… ②晏… Ⅲ . ①睡眠—普及读物 Ⅳ . ① R338.63-49

中国版本图书馆 CIP 数据核字（2019）第 097637 号

责任编辑：付　佳　王芙洁　　责任终审：张乃东　　整体设计：锋尚设计

策划编辑：付　佳　王芙洁　　责任校对：吴大鹏　　责任监印：张京华

出版发行：中国轻工业出版社（北京东长安街6号，邮编：100740）

印　　刷：北京博海升彩色印刷有限公司

经　　销：各地新华书店

版　　次：2019年7月第1版第1次印刷

开　　本：720×1000　1/16　印张：10.5

字　　数：170千字

书　　号：ISBN 978-7-5184-2484-9　定价：48.00元

邮购电话：010-65241695

发行电话：010-85119835　传真：85113293

网　　址：http://www.chlip.com.cn

Email：club@chlip.com.cn

如发现图书残缺请与我社邮购联系调换

180348S2X101ZYW